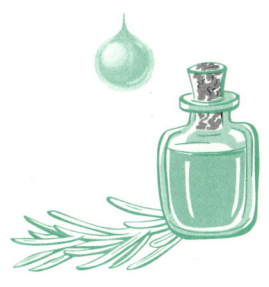

"암으로 고통을 겪고 계시는 환자분들과
간병에 전념하고 계시는 보호자분들께
온 정성을 담아 이 글을 드립니다."

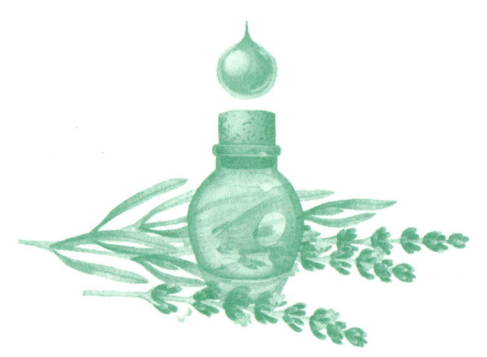

대자연의 향기와 사랑하는
가족의 따뜻한 손은 극심한
암의 고통을 줄여주며
마음의 평안을 선물합니다.

암 환자와 가족을 위한 암 치유 아로마테라피
Respite care aromatherapy for cancerpatients

암 환자와 가족을 위한
암 치유
아로마테라피

초판 1쇄 | 2020년 05월 30일

저자 | 하세가와 노리코 **번역** | 김윤탁 **펴낸이** | 송승용
펴낸곳 | 도서출판 티움 **디자인** | 디자인감7
출판등록 | 제314-000011 **주소** | 서울시 양천구 신정동 1009-6
전화 | 02-324-2010 **전자우편** | tiumbooks@naver.com

KOREAN TRANSLATION COPYRIGHT © 2020 BY TIUM.

이 책의 한국어판 저작권은 저작권자와의 독점 계약으로 도서출판 티움에 있습니다. 저작권법에 의해 한국 내에서 보호를 받는 저작물이므로 무단 전재와 무단 복제를 금합니다.

이 도서의 국립중앙도서관 출판시도서목록(CIP)은 서지정보유통지원시스템 홈페이지(http://seoji.nl.go.kr)와 국가자료공동목록시스템(http://www.nl.go.kr/kolisnet)에서 이용하실 수 있습니다.
(CIP제어번호 : CIP2020019926)

암 환자와 가족을 위한
암 치유
아로마테라피

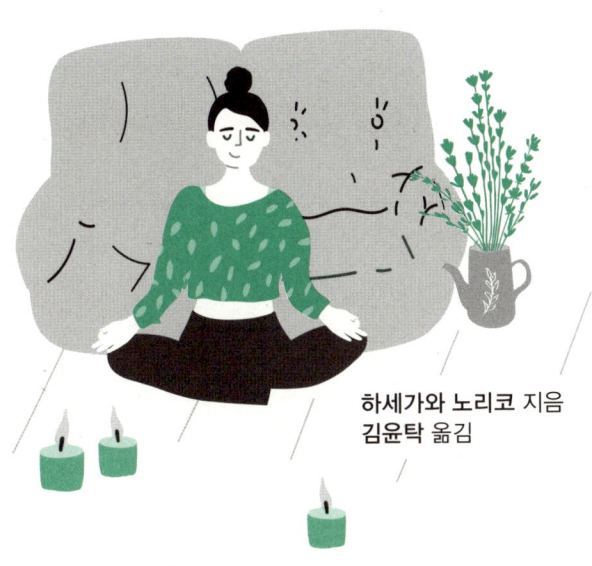

하세가와 노리코 지음
김윤탁 옮김

티움

역자 서문

무한한 치유의 힘과
연결하기

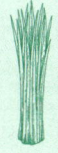

암의 발생률은 어느 나라를 막론하고 점점 높아져가고 있습니다. 저 개인적으로도 최근에 몇몇 지인들이 암으로 세상을 떠나는 일을 겪었습니다.

현대는 조기 검진제도가 발달해 암의 조기 발견율도 높아지고, 치유되는 비율도 높아졌습니다. 하지만 여전히 암을 치유하는 과정은 매우 고통스러우며 환자 자신은 물론이고 가족들의 두려움과 불안감은 이루 말할 수가 없습니다. 이럴 때 환자나 가족들은 고통의 경감이나 삶의 질을 높이기 위해 무엇을 해야 할지 막막할 때가 많습니다.

그런 측면에서 이 책은 기존의 아로마테라피 기술서와는 다르게 암 환우와 가족을 위한 차별화된 특징을 가지고 있습니다. 이 책은 단지 아로마테라피의 해설서에 그치는 것이 아니라 암 환자의 정신과 관련하여 암이 발생하는 원인을 조명하고 환자에게 내재되어있는 자연치유력을 높이는 방법과 실제 임상 사례를 함께 제시하는 장점을 가지고 있습니다.

저자인 하세가와 선생은 약학 전공자로서 천연생약을 중심으로 천연약물의 약효에 대해 오랜 세월 연구조사를 해온 연구가입니다. 특히 암 환자의 심리와 생활습관에 주목하여 임상약리학적으로 접근하여 아로마테라피를 실시했으며, 일본에서는 이 분야의 선구자로 평가받고 있습니다. 이 책은 그런 저자의 오랜 임상경험을 토대로 그간의 연구를 집대성한 것이라고 할 수 있습니다.

저자가 말하는 아로마테라피는 방향요법을 이용하여 환자가 지닌 본래의 자연치유력을 이끌어내어 회복력을 높이는 것입니다. 향기는 대뇌의 후각을 관장하는 세포를 자극해서 심리적 불안감을 없애줍니다. 그리고 마음을 안정시켜서 초조해하지 않고 암을 치유할 수 있는 자가 면역력을 높여줍니다.

저자는 우선 암 환자에게 한 가지를 요구합니다. 그것은 바로 자기 자신과 마주하는 일입니다. 그리고 암에 걸린 원인을 찾아냈을지라도 자책하지 말고 지금 있는 그대로의 자신을 바라보기를 원합니다. 암세포조차 자기 몸의 일부이므로 그것을 인정하고 위로하라고 합니다.

저자는 또한 암과 싸우지 말라고 합니다. 암과 싸우는 과정에서 새로운 스트레스가 생겨나기 때문입니다. 암과 대립하는 것이 아니라 공존함으로써 암이 조용히 소멸되어가도록 유도하라고 합니다. 그렇게 하기 위해서 자연이 주는 신비한 힘을 빌리자고 말합니다. 그 신비함 가운데 하나가 바로 아로마테라피입니다.

우리는 살아가면서 순간순간 무한한 자연의 신비와 마주하고 있습니다. 모든 것은 따로 분리되어있는 것이 아니라 서로 이어져있으며, 동시에 거대한 자연의 경이로운 힘과 연결되어있습니다. 이러한 경이로움은 우연한 어떤 순간에 우리 존재 속으로 흘러들어옵니다. 저는 이 책을 병을 앓고 있는 환자분들만이 아닌 일반인 여러분에게도 권하고 싶습니다. 그래서 우리 모두가 마음을 열어 자연이 가진 무한한 치유의 힘과 연결될 수 있기를 바랍니다.

향지 김윤탁

감수의 글

지금 주목 받고 있는 아로마테라피

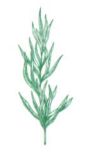

급속도로 발전하고 있는 현대의학은 그 괄목할만한 성과를 올리는 한편으로 잊고 있는 중요한 사실이 하나 있습니다. 그것은 마음을 치유하는 것이고 삶에 대한 가치관의 다양성을 인정하는 것입니다.

의료 현장은 '의사와 병'의 싸움이 아니라, '환자와 병'의 싸움이고 어떤 때는 환자와 병이 공존하기도 합니다. 그 환자를 보조해주는 것이 의사이고, 간호사이고, 약사이고, 가족이며 친구입니다.

여기에서 가장 중요하게 고려해야 할 점은 환자 본인의 '자연치유력'입니다. 의료의 목적은 병균이나 병원체를 제압하는 것이 아니라 인체의 자연치유력을 최대한도로 이끌어내는 데에 있습니다. 이때 환자와 돌보는 이의 마음 상태가 그 효과를 한층 높일 수 있다는 것은 이미 잘 알려진 사실입니다.

아로마테라피는 자연치유력과 마음의 치유 쌍방에 영향을 주어 병을 극복하는 방법으로서 서구에서는 그 위치를 확고히 하고 있습니다. 이미 프랑스나 영국에서는 가치가 높은 전인적인 치료 방법으로 널리 실시되고 있습니다.

인류가 암이라는 가장 극복하기 힘든 병에 마주하게 된 후, 그 병마의 근절을 원한 나머지 환자 개인의 존엄성을 잊은 채 치료가 중심이 되어버린 것은 부정할 수 없는 현실입니다.

아로마테라피는 그런 환자의 마음에 귀를 기울이고 일상생활의 질을 높이기 위한 치유 방법의 하나로서 지금 주목받고 있습니다. 암에 걸린 사람들의 생활습관에 주목하여 임상약리학적인 관점에서 일찍부터 아로마테라피를 실시하고 있는 하세가와 노리코 선생은 이 분야의 선구자라 할 수 있습니다.

이 책은 아로마테라피 이론에서 실천까지 알기 쉽게 해설되어있으므로 암으로 고통 받는 환자분과 그 가족들에게 아로마테라피의 안내서로서 훌륭한 도움이 될 것입니다.

의료법인 사단 하신 후생회 구단 크리닉
원장 아베 히로유키

추천의 글 ─────────

암으로 고통 받는
사람들에게 새로운 의욕과
희망을 주는 책

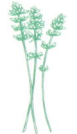

 이 책의 저자인 하세가와 노리코 선생은 대학 졸업 후 줄곧 천연 생약을 중심으로 약물 약효에 대한 연구조사를 계속해온 연구가이며 저와는 20여년 넘게 친분을 유지하고 있습니다.
 선생의 탐구 범위는 약선요리, 에스테틱, 향기성분의 약효 등 다방면에 걸쳐 있습니다. 이 책의 공통된 흐름은 약학적 시각으로 면밀히 관찰하고 거기에 동양의학적 가치관을 도입하여 잘 조화를 이루고 있다는 점입니다. 그리고 이 책은 저자의 오랜 세월에 걸친 연구의 집대성이라 할 수 있습니다. 최근 들어 요가 등 전통적인 동양의학분야의 효과가 입증되고 있습니다. 특히 방향요법(아로마테라피)은 하나의 새로운 치료분야로 조망 받고 있습니다.
 한편, 현대의학에서도 맹점일 수밖에 없다고 생각되는 점은 검사해도 나타나지 않는 증상입니다. 의학적 데이터에서는 합격선인데도 환자 스스로는 여러 증상에 괴로워하고 있다는 점입니다. 속칭 건강염려증 환자가 매우 많습니다. 최근에는 뇌 과학이 대단히 진보하고 있습니다. 뇌 속의 변화를 도표로 표시할 수 있게 되었고 각종 기기가 개발되고 있습니다. 또 뇌의 자극 전달에 의해 체내의 물질대사가 어떻게 변화하는 지도 알 수 있게 되었습니다.

즉 '마음속으로 생각한 것'은 물질화되어 몸으로 나타나는 것입니다. 특히 놀랄 만한 것은 '마음속으로 생각한 것'이 체내의 항체 생산을 높이고 면역력 증강으로 연결되는 것이 밝혀졌다는 점입니다.

최근 아로마테라피 관련서가 많이 발간되고 있지만, 이 책은 해설서가 아닌 약학적 관점에서 현대 의학적 사고를 기조로 하여 논술되는 점이 특징이라 할 수 있습니다.

건강염려증 환자와 암으로 고통 받는 환자에게 보다 강한 의욕과 희망을 주는 책으로서 이 책을 추천하는 바입니다.

호시 약학대 명예 교수
이시카와 노부오

차례

역자 서문: 무한한 치유의 힘과 연결하기 ※ 05
감수의 글: 지금 주목 받고 있는 아로마테라피(의료법인 사단 하신 후생회 구단 크리닉 원장 아베 히로유키) ※ 08
추천의 글: 암으로 고통 받는 사람들에게 새로운 의욕과 희망을 주는 책(호시 약학대 명예 교수 이시카와 노부오) ※ 10
프롤로그: 마음과 몸을 치유하는 아로마테라피 ※ 16

1장 ※ 아로마테라피란?

part1. 왜 아로마테라피에 주목할까? ※ 24
part2. 아로마테라피의 역사 ※ 30

2장 ※ 아로마테라피와 마사지

part1. 아로마테라피 마사지 ※ 40
part2. 암 환자와 아로마테라피 ※ 56

3장 * 암을 치유하는 아로마테라피

part1. 아로마테라피의 심리적 효과 * 60
그림1. 갑작스러운 가족사망에 따른 체내 호르몬 변화 * 61
그림2. 레몬 향을 맡을 때의 체내 호르몬 변화상태 * 65
그림3. 피로와 아로마의 상관관계 실험 I * 67
그림4. 피로와 아로마의 상관관계 실험 II * 69
그림5. 에센셜 오일의 의학적 효능 * 70
그림6. 마음상태와 아로마의 상관성 * 71

Part2. 아로마테라피의 약리작용 * 76
그림7. 에센셜 오일의 흡수와 호르몬 분비 * 77
그림8. 피부의 에센셜 오일 흡수 * 79
그림9. 라벤더 오일 사용 후 혈중 리날룰 농도의 변화 * 80
그림10. 시상하부의 역할 * 83
그림11. 대뇌의 주요역할 * 84
그림12. 뇌간 * 84
그림13. 대뇌 변연계의 역학 * 85

4장 * 아로마테라피로 암 치유하기 I - 〈실천편〉

peart1. 에센셜 오일의 기초지식과 구입 시 주의사항 * 88
part2. 에센셜 오일의 추출방법과 사용상 주의할 점 * 91
Part3. 아로마테라피 방법 * 94
그림14. 아로마테라피 방법 * 95
그림15. 아로마테라피 방법(도해) * 96

Part4. 에센셜 오일 블렌딩 * 107

5장 * 아로마테라피로 암 치유하기 Ⅱ - 〈마음가짐 편〉

아로마테라피 마사지를 받는 사람의 마음가짐　116
아로마테라피 마사지를 하는 사람의 마음가짐　129
아로마테라피 마사지 할 때 주의사항　132
　그림16. 림프절의 위치　133

아로마테라피 마사지의 방법과 순서　137
　그림17. 아로마테라피 마사지 전에 해야 할 명상　138
　그림18. 발 반사점과 척추　139
　그림19. 발 반사요법과 아로마테라피 마사지　142
　그림20. 손 반사점과 아로마테라피 마사지　145
　그림21. 인체 골격도　146
　그림22. 척추 단면도　147
　그림23. 등의 아로마테라피 마사지　149
　그림24. 어깨와 목의 아로마테라피 마사지　150
　그림25. 전신 아로마테라피 마사지　151
　그림26. 반듯이 누워서 하는 아로마테라피 마사지　154
　그림27. 머리와 얼굴의 아로마테라피 마사지　155
　그림28. 스스로 하는 아로마테라피 마사지　157

6장 * 암 증상에 따른 아로마테라피

암에 따른 증상과 통증　160
　그림 29. 통증 이론(게이트 컨트롤 설)　163

암에 따른 증상과 증상을 치유하는 아로마테라피
　　　　　　　　　　　　　　　　　　　167

각 증상별 처방 예　177
에센셜 오일의 약효와 올바른 사용법　195

7장 * 에센셜 오일의 종류와 특징

암 환자에게 권하는 에센셜 오일　202

저자 후기　225

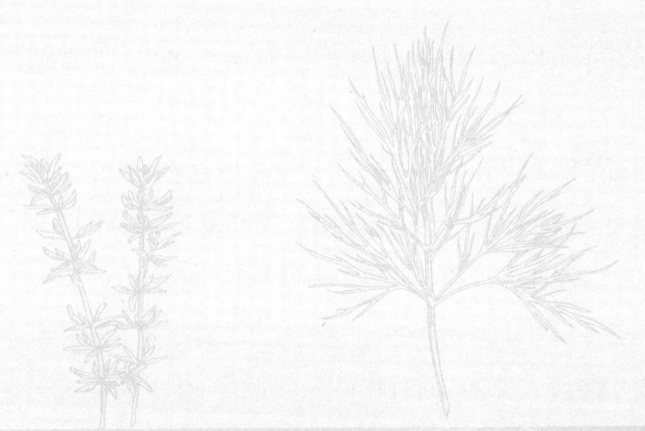

프롤로그

마음과 몸을
치유하는
아로마테라피

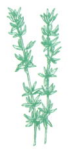

"암으로 고통을 겪고 계시는 환자분들과 간병에 전념하고 계시는 보호자분들께 온 정성을 담아 이 글을 드립니다."

 아로마테라피는 식물의 방향성분으로 몸과 마음을 치유하는 요법입니다.
 여러분은 숲이나 바닷가를 산책할 때 혹은 정원에 앉아 휴식을 취할 때 마음이 매우 평온해지는 경험을 해본 적이 있으실 겁니다. 대자연 속의 향기는 그렇게 우리의 몸과 마음을 치유하는 힘이 있습니다.
 최근에 국립암센터에서는 암 환자의 스트레스 해소를 위한 방법으로 건물 내부에 자작나무 향기가 나오는 시설을 설치했다고 합니다. 이 시설은 암 환자들이 마치 자연 속에서 휴식을 취하는 상쾌함을 느낄 수 있게 한다고 합니다. 국립병원에서 향기효과를 이용한 자연치료법이 보조요법으로 받아들여진 점은 참으로 멋진 일이 아닐 수 없습니다.

그런가 하면 젊은 여성들 사이에서는 미용과 건강유지를 위한 아로마테라피가 붐처럼 일고 있기도 합니다.

아로마테라피에서 아로마는 향기를 뜻하는 말이고, 테라피는 치료법을 의미합니다. 제가 이 책에서 여러분과 함께 실천해 나갈 기본은 "홀리스틱(holistic,전인적인) 아로마테라피"입니다.

제가 암으로 고생하는 환자분들께 아로마테라피를 꼭 알려야겠다고 생각한 이유는, 아로마테라피는 예로부터 미용뿐만 아니라 의학적 측면에서도 환자의 자연치유력을 높이는 놀랄만한 효과를 나타내왔기 때문입니다.

의료계의 아버지라 불리는 히포크라테스는 "만병을 치유하는 법은 자연에 있다."라고 말했습니다.

동물들은 병이 나면 본능적으로 치유능력을 높이는 식물을 찾아다닙니다. 우리 인간도 원시시대부터 다른 동물과 마찬가지로 병에 걸리면 약초를 구해 신체의 회복력을 높였습니다. 오늘날 동양의학의 주류인 한약요법은 이러한 식물요법이 근간을 이루고 있습니다.

현대를 살아가는 우리는 늘 스트레스에 노출되어있습니다. 스트레스가 축적되면 유전자에 상처를 주게 되고, 이것은 암이나 다른 여러 질병에 걸리는 원인이 되기도 합니다.

저는 지금까지 간과되어왔던 지극히 효과적인 식물요법을 알기 쉽게 말씀드리고자 합니다. 그것은 클레오파트라 시대부터 내려오던 식물방향요법(아로마테라피)입니다. 이 요법은 식물방향성분을 흡입이나 마사지, 입욕 등 간단한 방법으로 체내에 받아들임으로써 몸과 마음을 함께 편안하게 하는 특징이 있습니다. 또한 에센셜 오일(식물의 열매껍질이나 꽃잎, 잎이나 줄기에 들어있는 방향성 오일)에 포함되어있는 성분은 환부를 낫게 하고 행복한 마음을 갖게 하는 작용을 합니다.

이처럼 아로마테라피는 자연회복력을 높여주는 아주 좋은 치료법입니다.

오늘날의 암 치료법은 부작용과 고통을 동반하기도 합니다. 그리고 무엇보다도 암을 대하는 환자의 불안감은 이루 말할 수 없을 만큼 큽니다. 암에 걸린 당사자가 아니면 그 누구도 이해할 수 없으리라 생각합니다.

아로마테라피는 매우 편안하고 상쾌한 자연요법입니다. 아로마테라피의 가장 큰 장점은 암 치료에 따른 부작용을 줄이고, 마음의 긴장을 이완해서 마치 대자연 속에 있는 상태가 되도록 이끌어준다는 점입니다.

여러분은 어쩌다 암에 걸리셨나요?

새삼스레 이러한 의문을 자신에게 던져보면 여러 가지 이유가 떠오를 것입니다. 일이나 대인관계에서 오는 스트레스, 공기나 물이 오염된 환경, 또는 본래 암에 걸리기 쉬운 유전자를 받았다든지, 기타 등등 모든 원인을 포함하여 무언가 짚이는 것이 있으리라 생각합니다. 오랜 기간에 걸친 생활습관 - 변비가 있다든지, 담배나 술, 짠 음식을 좋아했다든지, 혹은 어떤 종류의 음식을 편식했다든지 - 그 원인을 생각해보면 여러 가지가 떠오를 것이라고 생각합니다.

무엇보다도 암의 원인을 스스로가 찾아냈다 할지라도, 병에 걸린 자신을 책망하거나 "그때, 이렇게 했으면 좋았을 걸…"이라며 자책하지는 마시기 바랍니다. 우선 지금 있는 그대로의 자신의 상태를 인정하고 받아들이는 게 중요합니다. 암세포 또한 신체의 일부로서 어쩌다 생길 수 있는 것이므로 암세포를 달래고 위로하면 더 이상 커지지 않고 조용히 소멸하여갈 수도 있기 때문입니다. 암에 걸리면 우리들 대부분은 갑자기 불안해지고 맙니다. 암에 걸린 것보다도 암과 싸우는 치유과정 속에서 거꾸로 자기 자신에게 새로운 스트레스를 줍니다.

"암 때문에 이대로 목숨을 잃는 것은 아닌가?", "아직 해야 할 일들이 많이 남아있는데…", "가족들은?", "보험은?", "남은 일은 누가 어떻게 하지?"라고 병상에 있을 때조차 몸의 고통과 함께 정신적인 고통을 짊어지고 점점 외톨이가 된 기분에 사로잡혀 낙담하는 경우가 종종 있습니다.

아로마테라피는 대뇌의 후각을 관장하는 세포에 작용을 하여 기분 좋은 이완상태를 만들어 줍니다. 따라서 병상에서의 화학요법에 더해지는 보조적 자연 치료법으로서의 효용 이외에 심리적인 불안감이나 활력감 퇴에도 효과적으로 작용합니다.

저 또한 밤에 여러 가지 생각을 하다 스트레스로 잠 못 드는 날에는 희석한 아로마 오일로 셀프 트리트먼트(자가 치료)를 합니다. 대자연의 아로마 향기와 그 성분은 저의 몸과 마음을 안정시켜서 쾌적한 수면 상태로 이끌어 줍니다.

식물의 향기에는 암으로 고통 받는 여러분의 몸과 마음을 치유하는 힘이 있습니다. 몸과 마음을 쾌적하게 하여 자기 자신을 치유하는 것, 암세포를 달래어 암과 공존함으로써 마음을 안정시키고 암을 치유해가는 것, 초조해하지 않고 자연치유력을 이끌어내는 것, 이러한 모든 것들을 할 수 있는 힘이 아로마테라피에 있습니다.

저는 암을 포함한 모든 질병은 태어나면서 하늘로부터 받은 대자연의 생명력이 살아오는 동안 여러 가지 장애로 인해 체내에서 저하되거나 정체되는 것에 그 원인이 있다고 생각합니다. 그렇기 때문에 몸과 마음을 이완하고 체내의 자연회복력을 높이는 것만으로도 암은 치유될 수 있습니다.

암을 원망하지 말고 도리어 달래면서, 현재 자신의 상황을 있는 그대로 받아들이고 거꾸로 암을 사랑스런 존재로 여기면서 아로마테라피를 해보시기 바랍니다.

또 간병을 맡으신 분은 부디 본인의 손이 약손인 것을 인지하시고 환자분을 대하셨으면 합니다. 대자연의 에너지를 포함한 식물의 에센스를 손에 묻혀 정성을 다해 천천히 부드럽게 암으로 고통 받고 있는 분을 마사지해 봅시다. 당신의 순수한 사랑과 자연의 식물에센스가 병든 분의 몸과 마음에 스며들어 치유할 것입니다.

당신의 손은 병을 낫게 한 그리스도나 부처 혹은 성모나 보살의 손과 같은 역할을 합니다.

아로마테라피는 환자와 간병하는 사람 사이에 사랑이라는 눈에 보이지 않는 무한한 치유의 힘을 불러오는 힘이 있습니다.

제가 어렸을 적에 열이 나면 부모님께서는 빈드시 유갈립투스나 페퍼민트 오일이 들어간 크림을 부드럽게 목에 발라주시고 정성을 다해 돌보아 주셨습니다. 일로 바쁘신 부모님이 열이 나서 끙끙대는 저에게 사랑이 담긴 말을 건네시면서 몸을 쓰다듬어 주신 것을 기억합니다.

지금도 유칼립투스나 페퍼민트의 에센셜 오일 향을 맡으면 부모님의 따뜻하고 커다란 손길이 생각납니다. 그리고 편안하고 행복한 마음으로 잠에 빠져들 때 귓가에 "괜찮아! 이제 곧 좋아질 거야."라는 소리가 들려오는 듯합니다. 그때의 느낌은 부모님에 대한 소중한 추억으로 기억되고 있습니다.

저는 이 책이 단지 기술이나 지식의 전달에 그치는 것이 아니라 마음의 교감을 이끌어내는 역할을 할 수 있기를 희망합니다. 그렇기 때문에 암으로 고통 받는 여러분들이 어떤 마음가짐을 가지셔야 할지에 대해서도 여러 차례 언급을 하였습니다.

지금 암으로 고통 받으며 혼자 이 책을 읽고 있을 분을 위해 자가 치유법도 알기 쉽게 설명해 놓았습니다. 부디 치유를 해나가시면서 혼자가 아니라 책 속의 저와 함께 있다고 생각해 주십시오.

또한 재발의 염려나 수술 전후의 여러 가지 불안감으로 가득 차 있는 분도 계시리라 생각합니다. 하지만 염려하지 마세요. 함께 느긋한 기분으로 아로마테라피를 해봅시다.

이 책의 내용을 따라하시다 보면 어느 때는 꽃밭에서, 어느 때는 숲 속에서, 또 어느 때는 평온했던 어린 시절로 돌아가서 자신이 본래 지니고 있는 자연회복력을 점차로 높일 수 있게 될 것입니다.

자, 이제 저와 함께 이 멋진 요법으로 암을 치유하고 몸과 마음을 회복해 보시기 바랍니다.

1장

아로마테라피란?

Part 01

왜 아로마테라피에
주목할까?

최근 전 세계적으로 매년 약 600만 명이라는 숫자의 새로운 암 환자가 생겨나고 있습니다.

일본에서도 사망원인의 제1위는 '암'입니다. 일본인 4명 중 한 명은 암에 걸려 고귀한 생명을 잃고 있습니다.

이처럼 우리 주변에서 암으로 고통 받는 사람들이 늘어가고 있습니다.

우리가 모르는 사이에 암은 우리 몸 안에 생길 수 있습니다. 암은 몸 세포의 일부분이 갑자기 변이를 일으켜 이질적인 세포가 되어 증식한 것이기 때문에 본래는 정상세포가 변한 것이고, 살아가는 동안 암은 발생하기도 하고 소멸하기도 합니다.

그렇다면 우리 몸 안에 있는 60조의 세포 중 일부인 이 암세포를

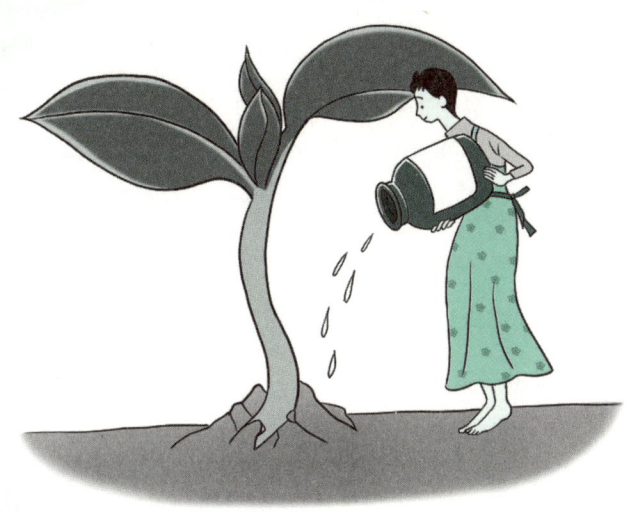

어떻게 달래야 할까요?

폭군처럼 제멋대로 구는 불량세포인 암 - 여러분은 밤낮, 이 세포들과 의식적으로, 혹은 무의식중에 싸우고 있습니까? 아니면 공존하고 있습니까?

먼저 새삼스럽지만 암이 체내에 발생하는 원인을 생각해 보기로 하겠습니다.

우리의 생활은 수많은 스트레스에 노출되어 있습니다. 현대사회의 복잡성에서 오는 인간관계에서의 긴장과 환경, 식생활의 악화가 세포의 일부를 급격히 노화하게 만듭니다. 그리고 우리는 살아있기 때문에 사랑하는 사람과의 사별이나 이별을 경험할 수밖에 없습니다. 이러한 것이 원인이 되어 세포의 돌연변이를 일으켜 암이라는 폭력적인 세포군을 만들어 냅니다.

  암은 우리 신체가 만성적으로 스트레스를 받아 면역력이 떨어진 결과 변이된 세포를 이길 수 없기 때문에 발생합니다. 즉 모든 외부의 악조건과 마음이 받은 스트레스의 축적이 복합적인 형태로 몸 세포의 일부에 암으로 생겨납니다.

  동양의학에서는 마음의 긴장이나 스트레스 상태가 몸에 그대로 나타난다고 말합니다. 사람의 몸은 마음가짐, 즉 정신 상태에 따라 예민하게 반응한다고 봅니다.

  당연히 병의 회복에도 이러한 마음자세가 영향을 미칩니다. 즉 마음이 긍정적일수록 그것이 계기가 되어 스트레스를 해소할 수 있게 됩니다. 스트레스가 해소되어 마음이 이완된다면 이것이야말로 바람직한 상태가 되는 것이겠지요.

  오늘날의 의학 분야에서 환자의 마음가짐과 병의 관련성에 대해 논의하는 일은 있어도 실제로 무엇이 좋은지, 어떻게 하면 좋은지에 대한 구체적인 치료법에 대해서는 아직 연구단계에까지 이르지 못했다고 할 수 있습니다.

  현재 사용하고 있는 화학요법인 항암제나 방사선요법은 암에 대해 확실한 즉효성은 있으나 부작용을 동반하며, 환자의 마음을 편하게 해주는 방법으로 치유하지는 못합니다.

  제 개인적인 생각을 말씀드리자면 사람의 마음은 무한한 힘을 지니고 있습니다.

  아로마테라피는 마음속에 감추어져 있던 자연치유력이 드러날 수 있게 하는 요법이라고 생각합니다. 그것도 몸과 마음이 함께 이완되면서 기분 좋은 상태로 나날이, 그리고 서서히 높아지게 하는 요법입니다.

지금 이 책을 보시는 분들 가운데에는 "그건 과장이지."라든지, "지금 바로 이 고통에서 해방되고 싶단 말이야."라는 식의 부정적인 감정으로 가득 차 있는 분이 계실지도 모르겠습니다. 그렇지만 지금 바로 책을 덮지 마시고 잠시만 인내하시면서 이 책을 계속 읽어 주셨으면 합니다. 어쩌면 병상에서 책을 보시기 어려운 분도 계시리라 생각합니다. 그렇지만 간호를 맡으신 주변 분의 힘을 조금만 빌릴 수 있다면 아로마테라피를 통해서 체내의 활력을 높이고 자연치유력을 높일 수 있습니다.

지금까지 서양의학의 화학요법은 확실히 즉효성이 있으며 암을 치유하는 뛰어난 방법입니다. 그러나 직간접적으로 부작용도 있습니다. 장기적으로 이용하면 우리 자신이 갖고 있는 체내 밸런스를 무너뜨려 암은 소멸된다 할지라도 신체가 약해져 면역력이 저하되기 때문에 다시 재발하는 일도 생깁니다.

아로마테라피는 암과 싸우는 것이 아니라, 암을 달래어 체내의 자기회복력을 높이는 것입니다.

이것이야말로 현대의학의 치료법을 보완하는 자연치료법이라 할 수 있습니다.

또한 제가 여러분에게 반복하여 말씀드렸다시피 암 발생 원인 중 하나인 정신적인 스트레스로부터의 해방이 이 요법에 의해 가능합니다.

지금까지의 암 치유법은 외과적 수술, 방사선 노출, 항암제 투여가 주된 것으로 환자의 마음 건강까지 챙기는 방법이라고 말하기는 어렵습니다.

암 발병의 주된 원인 가운데 하나가 지속적인 마음의 긴장이나 불안 같은 스트레스임에도 불구하고 현대의학 치료법은 아직 거기까지는 이르지 못하고 있습니다.

사람은 단순한 물질이나 물체가 아니므로 수술이나 화학적 물질에 따른 치료만으로는 완벽하게 치유되지 않는 경우가 있습니다.

저는 약사로서 지금까지의 치료법이 대증요법으로서 즉효성이 있기에 그것을 결코 부정하지 않습니다. 왜냐하면 암으로 고통 받는 분들이 근래 들어 현대 의학적 치료를 받고 많이 회복되어 사회생활을 영위하고 있기 때문입니다.

아로마테라피는 현대의학적 치료법을 보완하여 암의 재발을 막고 몸과 마음을 이완해서 환자가 지닌 본래의 자연치유력을 이끌어 내는 요법입니다.

사람의 몸을 물질(물체)이 아닌 마음(정신)을 담는 그릇으로 생각해 봅시다. 마음이 아프면 그것을 담는 그릇은 병에 걸리기 쉽습니다. 향을 맡은 후의 상쾌함은 마음과 몸을 함께 이완해주며, 암 세포를 포함하여 몸 전체의 세포를 안정시키고 자연치유력을 높여줍니다.

또 아로마테라피 치료법의 하나인 아로마 오일 마사지는 100% 순수한 대자연의 에센셜 오일이 피부부터 시작하여 전신에 그 유효성분이 퍼지므로 매우 상쾌함을 맛볼 수 있습니다. 저는 환자분들의 셀프 마사지 외에 가족, 간호하는 분들도 꼭 아로마테라피 마사지를 배우셨으면 합니다.

이 마사지는 가족이나 간호하는 분의 사랑을 전하는 수단으로도 매우 유효합니다. 무미건조한 생활 가운데서 이 마사지는 후각과 촉각을 통하여 전신에 상쾌함을 줄 뿐 아니라, 환자 스스로 살아야겠다는 희망이 생기도록 도와줍니다.

영국 런던에 있는 병원 중에는 암 환자에게 아로마테라피를 실시하는 곳이 있습니다. 이 자연요법에 의해 환자들은 자연회복력을 높일 수 있게 되어 이전보다도 훨씬 병원생활이 즐거워졌다고 합니다.

아로마테라피는 암으로 인해 야기되는 스트레스를 해소하면서 현대의학의 치료법을 보완하는 요법으로서 환자의 회복력을 높여줍니다. 또한 이 요법은 아로마 오일에 포함되어있는 약효성분이 부드럽게 작용하여 전혀 부작용이 없을 뿐만 아니라 간호하는 분의 사랑을 전하기도 합니다.

Part 02 ─────

아로마테라피의 역사

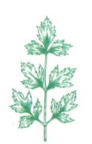

고대 이집트 고문서인 파피루스에는 아로마테라피가 처음으로 의학, 약학 분야에서 사용되었다는 기록이 전해집니다.

이미 기원전 4500년 전부터 고대 이집트에서는 향유나 약용 술, 향신료 등을 포함한 아로마테라피가 활발하게 행해지고 있었습니다.

여러분도 잘 아시는 절세의 미녀 클레오파트라는 로즈 향을 사용하여 로마의 안토니우스를 사로잡았다고 합니다. 그녀는 로즈의 방향성분 중에는 최음작용과 더불어 그녀의 아름다움을 지켜줄 호르몬 조질작용이나 강장작용이 있다는 것을 잘 알고 있었던 것이지요.

당시의 의사들은 항알레르기 제제나 위장약, 피임제에 이르기까지 모든 질병에 대해 자연에 있는 많은 식물이나 방향물질을 골라 제조하고 처방하였습니다. 에돕 신전에는 지금도 당시의 처방전이

기록으로 남아있습니다.

또 그들은 천연방부제나 항균작용이 있는 향유나 향신료를 사용하여 미라를 몇 천 년 동안이나 보존할 수 있는 고도의 기술력을 갖고 있었습니다.

더욱이 향유는 영적인 에너지를 높이는 종교의식에서는 빠뜨릴 수 없는 존재였습니다.

즉 고대 이집트인들은 아로마테라피를 약용만이 아니라 명상, 미용에도 사용하였고 생활 속에서 늘 함께하였습니다.

아로마테라피 연구로 이름이 알려진 생화학자이자 간호사인 마가렛 모리(Marguerite Maury,1895~1968)는 식물의 방향성분을 '인체에 주입할 수 있는 가장 순수한 생명 에너지'라고 극찬을 하였습니다.

거대한 피라미드나 스핑크스를 건설한 민족의 위대한 힘과 발달된 문명의 원천에는 아로마테라피에 의한 건강법에 있었다고 할 수 있겠습니다.

고대 로마, 그리스를 비롯하여 당시 사람들은 이집트에서 전해진 이 자연건강요법을 열광적으로 받아들였습니다. 아로마테라피는 흡입, 입욕, 음용, 마사지 등 거의 지금과 다름없는 방법으로 당시의 유럽 문명 속에 퍼져갔습니다.

성서 '마태복음'에 동방박사 세 사람이 아기 예수를 만나기 위해 준비해온 선물이 '황금, 유향, 몰약'이라고 적혀있듯이, 유향과 몰약은 황금에 견줄 만큼 가치가 있었던 듯합니다. 또, '출애굽기'에도 하나님과 모세가 만날 때 몰약과 계피, 향, 창포 등을 사용했다고 기

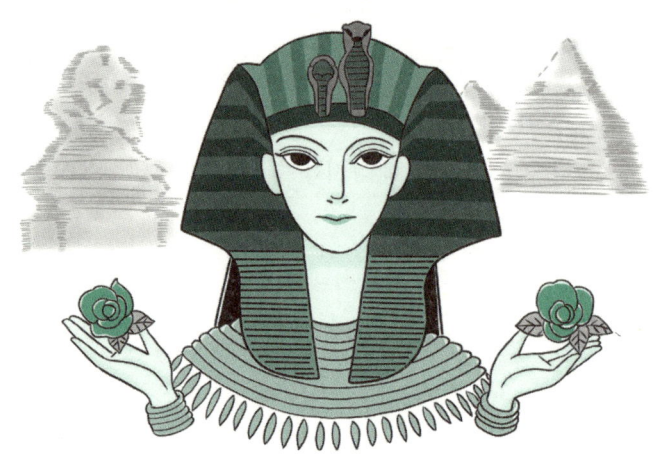

록되어 있습니다. 또 예수님이 돌아가실 때에도 몰약과 침향을 섞은 향료를 사용했습니다. 그리고 부처님 다비(화장) 때에는 백단향을 사용했습니다.

이처럼 고대인들에게 아로마테라피는 신에게 올리는 감사와 제사의식 때 특히 빠질 수 없는 것이었습니다. 그 중에서도 유향, 몰약, 침향, 백단향 등은 몸을 정화하는 신성한 향으로 사용되었습니다. 유향이나 몰약 등은 아라비아 지방이 생산지이고 계피나 소나무향, 백단향, 정향 등은 인도나 동남아시아, 중국이 생산지였습니다.

고대 유럽의 왕족, 귀족은 모두 이러한 아로마테라피의 원료가 되는 아로마 오일이나 식물의 향신료를 보석이나 황금만큼이나 가치 있고 소중하게 여겼습니다. 이들에게 아로마 에센셜 오일은 필시 전

쟁이나 정치를 위한 종교의식에 빼놓을 수 없는, 일상생활 속에서 없어서는 안 되는 귀중한 것이었다고 생각됩니다.

로마제국의 황제 네로나 기원전 4세기 마케도니아의 왕 알렉산더도 열광적인 아로마 팬이었습니다. 가난한 발칸반도의 작은 나라에서 태어난 왕자 알렉산더는 유향의 매력에 사로잡혀 왕위를 이은 뒤 에센셜 오일의 생산지인 동방의 나라들을 정복하기 위해 원정을 나섰다고 합니다.

기원전 2세기에는 중국에서 내륙 아시아를 향해 만들어진 교통로와 알렉산더의 동방원정으로 생긴 길이 연결되어 실크로드가 만들어졌습니다. 이 교통로는 당시 헬레니즘 문화와 중국문화를 접목시킴과 동시에 향신료나 향료의 유통에 지대한 공헌을 했습니다.

그렇다면 고대 사람들은 왜 식물성 향신료나 그것들이 지니고 있는 약효, 방향성분을 각별히 사랑하고 계속해서 열광적으로 구하려 했을까요?

《정글북》의 저자이고 노벨상 수상작가인 러디어드 키플링(Rudyard Kipling, 1865~1936)은 "후각이 청각보다 더 사람의 마음을 움직이게 한다."라고 말했습니다.

사람의 후각은 미각에 비해 1만 배나 더 예민하며, 코로 들어온 방향물질은 전기신호와 같은 형태로 바뀌어 신경을 통해 직접적으로 뇌의 쾌, 불쾌를 구별하는 뇌 세포 혹은 기억회로로 들어갑니다.

사람의 일생을 생각해보면 갓 태어난 아기 때에는 눈이 보이지 않는 상태로 냄새에 의지하여 엄마의 부드러운 젖을 찾아냅니다. 또 성인이 되어서는 자신도 모르는 사이에 미세하나마 페로몬이라는 성적 향기를 뿜어내어 서로 이성에게 끌리게 되고 성행위를 하게 됩니다.

바야흐로 눈에 보이지 않는 향기가 우리 자신의 행동을 좌우하고 인류의 생존을 좌우하고 있는 것입니다.

또한 향기가 갖는 약효성분이나 정신적 안정, 흥분 등 여러 가지 작용은 문화적 행동 형태나 종교의식, 건강 유지나 병의 예방 및 회복에 도움이 되어 왔습니다. 그리고 그것은 대단히 귀중했습니다.

예를 들면, 한 방울의 자스민 오일을 추출하기 위해서는 그 하얗고 귀여운 자스민 꽃이 200~220송이 정도가 필요합니다. 향기의 성분을 포함한 단 한 방울의 에센셜 오일이 얼마나 귀한지 아실 수 있을 것입니다.

유럽에서는 이러한 자스민이나 라벤더, 로즈마리 등의 많은 식물이 병의 예방이나 치료에 사용되어 왔습니다. 페스트나 콜레라의 감염예방 그리고 향수를 포함하여 의학 분야를 넘어 미용, 건강 유지에도 대단히 중요한 역할을 해왔습니다.

중국에서는 한약이나 약선(생약과 한방약을 음식 속에 넣는 것 - 역자 주) 연구가 진행되어 예를 들면, 백단나무에서 만들어진 백단향 에센셜 오일(샌달우드 오일)은 살균, 이뇨 작용 외에 진통, 해열 작용 등에 유효하기 때문에 약용으로 널리 이용되었습니다. 이 오일은 지금까지도 중국, 인도에서는 '만병통치약'으로 귀하고 소중하게 여겨지고 있습니다.

그리고 한방약 '육신환(사향, 우황, 웅담, 침향, 인삼 등을 포함한 한약으로 강심제 등에 쓰임 - 역자 주)'이나 '기응환'에는 침향이 들어 있습니다.

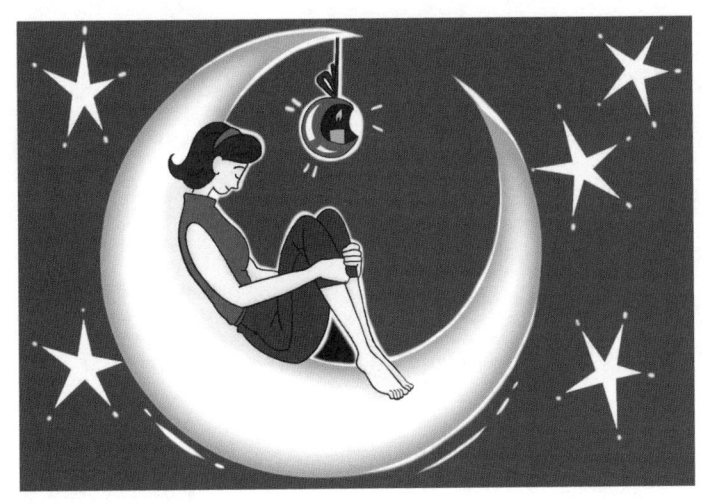

이것은 침향의 약효 성분 속에 정신 안정 작용이 있기 때문입니다.

중국에서는 역대 황제나 양귀비, 서시나 매비 등의 절세 미녀들이 모두 아로마테라피를 미약(성욕을 증진시키거나 이성을 유혹하는 약-역자 주)이나 불로장수, 강장제로서 입욕, 음용 등 여러 가지 방법으로 사용했던 듯합니다.

양귀비는 침향이나 정향을 입에 머금어 구취를 없앴다고 합니다. 또한 식물의 방향성분만이 아니라 널리 친숙한 동물성 향도 꽤 많이 보급되어 있었는데 예를 들면, 사향노루 수컷의 생식선 분비물인 사향에는 무스콘이라는 강심, 해독 작용이 있는 약효성분이 들어 있습니다. 사향은 또 아라비아의 '의약서적'에도 이성을 유혹하는 것으로서 진귀하게 여겨졌습니다.

일본에서는 서기 595년 아와지 섬에 떠내려 왔던 침향 나무가 성

덕태자에게 헌상되었다는 유명한 이야기가 있습니다. 아마도 불교 전래와 때를 같이하여 중국에서 종교의식에 사용되는 여러 가지 향료의 원료가 전래되었을 것입니다. 서기 754년 간진 스님이 32종의 향 재료를 일본에 전하고 향나무 몇 종류를 개어서 태우는 향 조합법을 알려주었습니다.

불교와 깊이 관련되어 전래된 향료는 나라(奈良) 시대 후반을 거쳐 헤이안(平安) 시대가 되면서 향을 즐기는 것이 귀족들의 취미 중 하나였습니다.

그러면 아로마테라피를 포함하는 식물요법은 현대의학과 어떤 관련이 있을까요?

근대에 이르러, 특히 19세기에 들어와서 식물의 방향성분을 추출하고 합성하는 기술이 발달했습니다. 그리고 지금 여러분이 병원에서 처방받는 중요한 약인 합성의약품의 양산이 가능하게 되었습니다. 그런데 애석하게도 화학합성물이 양산되면서 수천 년 동안 친숙해왔던 식물요법은 그늘에 가려지게 되었습니다.

'아로마테라피'라는 말은 프랑스 과학자인 르네 모리스 가테포세(Rene Maurice Gattefosse)가 1928년 향을 배합하는 실험을 하던 중에 발견하여 일반에 알려지게 되었습니다. 그는 실험 중 큰 화상을 입게 되었는데, 다급한 마음에 무심코 라벤더 오일 통에 손을 담그자 상처가 씻은 듯 사라지는 경험을 하고부터 식물 에센셜 오일의 약효성분에 주목하게 됩니다.

그 후 많은 과학자들이 의학적 연구를 거듭하여 식물에 의한 자연

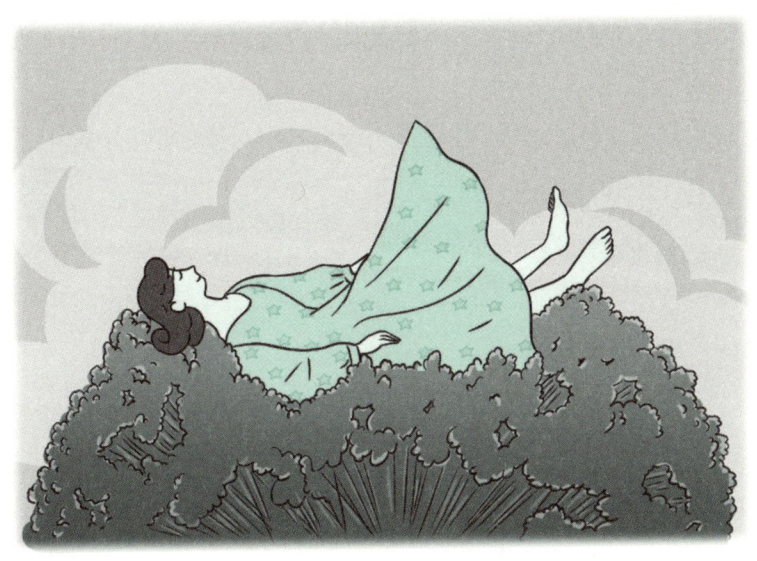

요법은 다시금 우리 앞에 친숙하게 다가오게 됩니다. 이는 근래 들어 합성의약품으로 인한 부작용이 부각되는 가운데 대자연이 선물한 약효성분을 포함한 식물요법이 의약 관계자나 일반인들에게 재인식되는 계기를 마련했기 때문입니다.

사람은 자연과 더불어 살아가고 있습니다. 병에 걸렸다는 것은 우리 스스로 심신의 부조화를 초래했기 때문입니다. 심신의 자연스러운 리듬을 본래로 되돌리기 위해서는 자연에서 구원의 손길을 찾아야 합니다.

고대인들은 일찍이 이러한 점에 착안하여 아로마테라피를 포함한 식물요법으로 심신을 치료했습니다.

아로마테라피는 스트레스로 가득 찬 현대사회를 살아가는 우리에게 지금의 의술을 보완하는 차원에서 앞으로도 계속하여 친근한 존재가 되어갈 것입니다.

그리고 암 역시도 수천 년 동안 사용되어온 식물요법이 구원의 손길이 될 것이라 생각합니다.

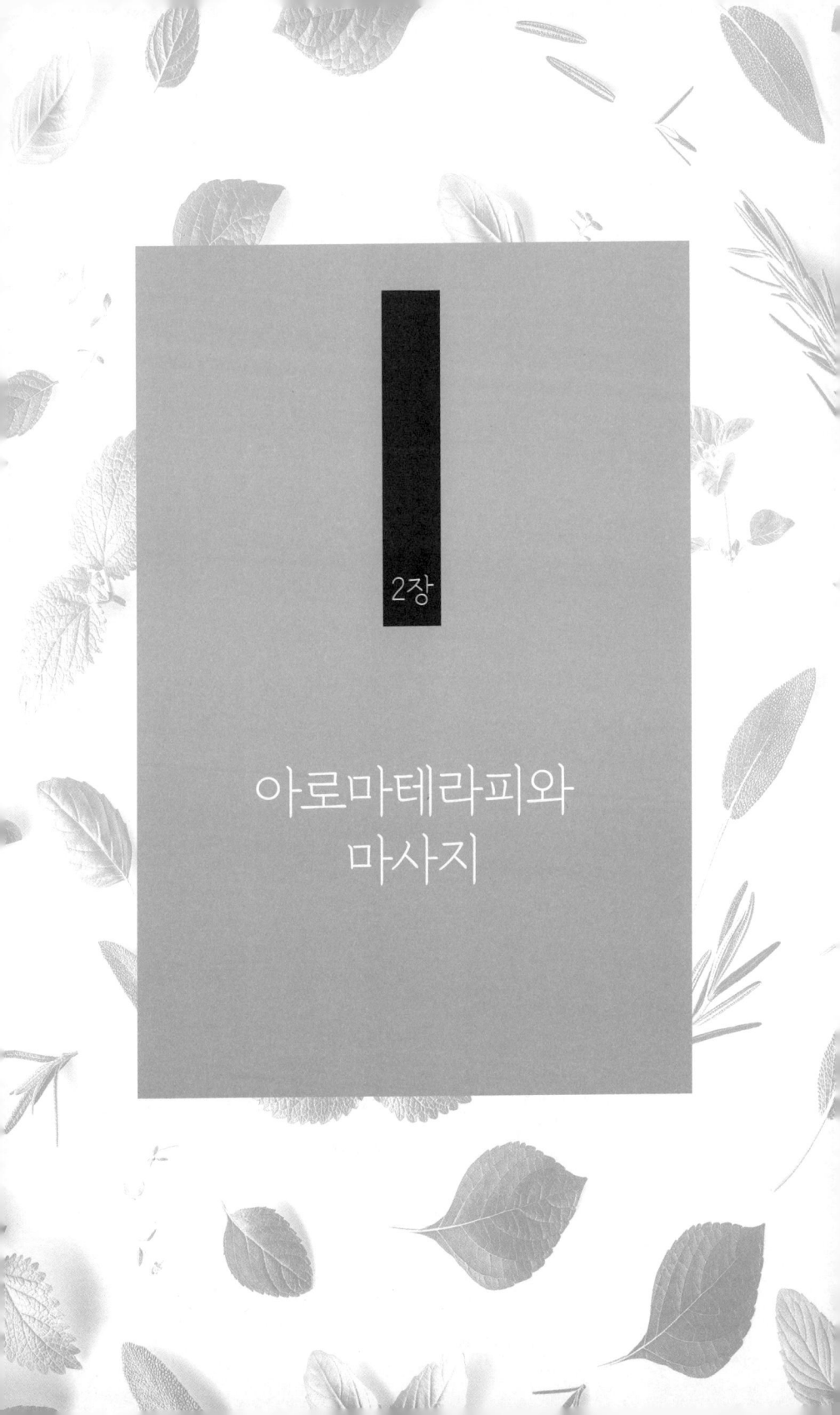

2장

아로마테라피와 마사지

Part 01

아로마테라피 마사지 사례

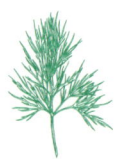

"이 장에서는 영국과 일본의 암 환자들에게 행했던 아로마테라피 마사지 사례를 소개하겠습니다."

보고 예 1

- 런던, 마운트 버넌 병원
- 아로마테라피스트 : 케이 이스트먼트
- 환자 : 63세 남성
- 병명 : 식도암

A씨는 집에서 가족들로부터 아로마테라피 마사지가 아닌, 강하게 누르는 일반 마사지를 어깨와 발에 받았는데, 이때 등에 전류가 흐

르는 듯한 아픔을 느꼈다고 합니다. 그는 내가 있는 곳에 와서 등, 목, 어깨 등에 부드러운 아로마테라피 마사지를 받은 후 통증이 사라졌습니다. 그는 아로마테라피 마사지 받는 것을 좋아했으며 부드러운 터치를 기뻐했습니다. 마사지를 받고 난 후 이틀이 지나도록 쾌적함이 지속되었으며, 통증이나 불쾌감이 잦아들었습니다. 목과 어깨와 다리 앞쪽의 부드러운 마사지는 그의 아픔을 완화하였고 목도 자유롭게 움직일 수 있게 되었습니다.

그러나 얼마 지나지 않아, 그는 또 다시 어깨와 목이 뭉치고 말았습니다. 먹을 수도 없고 잘 수도 없는 상태가 지속되었습니다. 병원에서 받은 방사선 치료로 식도가 건조해지고 졸아드는 느낌이 있었습니다. 그리고 그는 목소리가 나오지 않을까봐 무척 염려하고 있었습니다. 그의 목은 대단히 짓물러서 임파선까지 부어 있었습니다.

그러나 아로마테라피 마사지를 받고 난 후, 그는 정말로 행복하고 편안해 보였습니다. 짓누르던 마음의 동요도 사라지고 한결 안정되었습니다.

다음번에 다시 그가 왔을 때는 목소리와 후두가 매우 건조했으며 왼쪽다리의 부종은 살짝 스치기만 해도 아파할 정도로 심각한 상태였습니다. 내가 등에 부드럽게 마사지를 해주자 통증이 바로 완화되었습니다.

이렇듯 아로마테라피 마사지는 마음을 안정시키고 신체의 긴장을 풀어주는데 매우 효과적입니다.

이제 병원의 담당 주치의조차도 그에게 어깨와 목에 아로마테라피 마사지를 받으라고 권유하고 있습니다.

보고 예 2

- 런던, 마운트 버넌 병원
- 아로마테라피스트 : 케이 이스트먼트
- 환자 : 47세, 남성
- 병명 : 결장암 및 척추 손상, 뇌에 암 전이

이 분은 암 병동에 입원해 있는 환자입니다. 극심한 통증을 겪었던 분입니다. 그의 가족은 처음 당하는 일이었지만 그를 잘 돌보았습니다. 그는 겉으로는 안정된 듯 보였으나, 사실상 심신은 매우 지친 상태였습니다. 나는 그의 팔과 손을 마사지했습니다. 그는 편안해했습니다. 마치 근심, 걱정에서 놓여나는 느낌이라고 했습니다. 그는 자신이 아로마테라피 마사지를 받음으로써 안정감을 느꼈다고 말했습니다. 그리고 마사지 후에 오는 쾌적함에 매우 기뻐했습니다.

그는 병상에서 움직일 때마다 통증이 극심했던 것을 기억합니다. 그리고 비록 지금은 누워있지만 언젠가는 일어나 움직일 수 있기를 바라며 명상을 하고 있습니다. 통증이 심할 때나 마음이 움적할 때 네롤리와 라벤더 오일을 사용했습니다. 그는 마치 "다른 세상에 있는 편안한 느낌"이라고 했습니다.

> 보고 예 3

- 런던, 마운트 버넌 병원
- 아로마테라피스트 : 케이 이스트먼트
- 환자 : 45세 여성
- 병명 : 유방암이 흉부 척추로 전이

그녀는 병동에 입원하기를 원치 않았습니다. 자신이 다리를 저는 것에 신경이 쓰였기 때문입니다. 그녀는 1년여 동안 특별한 식이요법을 하고 있었습니다. 나는 그녀의 발과 다리 전체를 마사지했습니다. 이 마사지로 그녀는 기분이 편안해지고 마음이 안정되었습니다.

그녀는 이틀 후에 퇴원하게 되었고, 마음상태 또한 사소한 걱정거리는 쉽게 이겨내는 등 더 강하고 긍정적인 상태가 되었습니다.

몇 개월 후, 그녀는 상태가 악화되어 다시 병동에 입원하게 되었고 낙심하여 울고 있었습니다. 그녀의 남편은 그런 그녀가 안타까워 그저 다 좋아질 거라며 위로할 뿐이었습니다. 그녀의 절망감이 너무 커서 더 이상의 대화가 힘들었습니다.

나는 그녀의 어깨와 팔 윗부분을 부드럽게 마사지해 주었습니다. 그러는 동안 그녀가 통증에서 벗어나는 것이 느껴졌습니다. 점차 그녀는 마음의 문을 열고 나에게 자신이 병을 어떻게 예측하고 있는지 구체적으로 들려줄 만큼 안정되었습니다.

다음번에 그녀가 마사지를 받으러 왔을 때는 치료받는 병동 주위도 산책할 수 있을 정도가 되었습니다. 그러나 그녀는 계속해서 구토증에 시달렸고 그 일로 매우 힘들어했습니다. 발목부터 종아리 전체에 마사지를 해주자 그녀는 안심한 듯 아주 편안해 했습니다.

보고 예 4

- 런던 : 마운트 버넌 병원
- 아로마테라피스트 : 케이 이스트먼트
- 환자 : 64세, 여성
- 병명 : 폐암

그녀는 호흡하기가 매우 곤란해 보였습니다. 기분도 많이 가라앉아 있었습니다. 아로마테라피 마사지는 그녀에게 첫 경험이었습니다. 라벤더 오일을 희석한 블렌딩 오일을 사용하여 발과 부은 정강이를 마사지해 주었습니다. 처음에는 그녀가 마사지 받는 것을 두려워하는 듯했습니다. 그러나 마사지가 매우 기분 좋은 치료법임을 알고 마사지 받기를 즐겨하였습니다.

다음 날, 그녀가 마사지를 받으러 왔을 때, 호흡이 곤란해 보였습니다. 토요일에 있을 아들 결혼식에 참석하고 싶은 그녀는 몸 상태가 좋아지기를 간절히 기도했습니다. 블렌딩 오일은 프랑킨센스(유향)를 주로 하여 발과 다리 전체를 마사지해 주었습니다. 에센셜 오일을 바른 손의 따뜻함이 마사지를 통해 전해지는 아로마테라피는 그녀의 지친 몸을 치유하고 마음을 평화롭게 했습니다.

한 달 후, 그녀는 치료병동에 입원하고 오래도록 산소요법을 받고 있었으며 상태가 매우 좋지 않았습니다. 오른쪽 다리 피부는 건조하고 얇아져 있었습니다. 저는 발과 발목에 영양이 충분히 갈 수 있도록 정성을 다해 마사지를 했습니다. 그녀는 심신이 이완되면서 부어오른 정강이 밑에 느껴지던 불쾌감이 완화되었습니다.

보고 예 5

- 도쿄, 재택 요양
- 아로마테라피스트 : 하세가와 노리코
- 환자 : 62세, 남성
- 병명 : 위 상부 암, 복부 림프 및 식도, 간, 폐에 암 전이

그는 올해 1월까지 일로 정신없이 바쁜 나날을 보냈습니다. 그는 바쁜 와중에도 자연식 중심의 식사를 하고 있었는데 2월이 되자 음식을 식도로 넘길 수 없을 지경에 이르렀습니다.

그때 그는 병원에서 위 상부에 암이 진행되고 있으며 그 부위가 수술하기 어려운 위치에 있다는 진단을 받았습니다. 2년 전에는 체중이 70 킬로그램이었는데 이제는 44 킬로그램으로 줄었습니다. 그의 가족, 특히 부인의 간호는 눈물겨울 정도였습니다. 수술 받는 것이 어려워 집에서 요양을 하였기 때문에 부인은 아침부터 밤까지 그의 간호에 애쓰고 있었습니다. 그는 병상에 누워있는 일이 많았기 때문에 부인은 수건으로 몸을 닦아주고, 소화하기 쉽도록 죽을 만들어

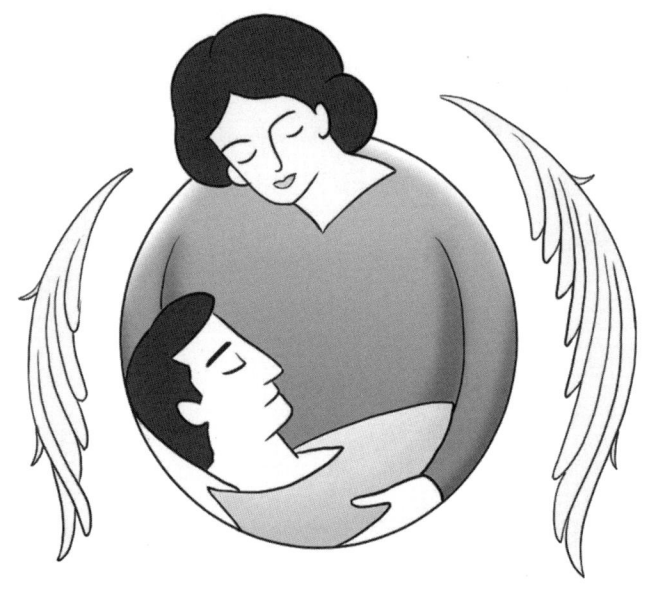

주는 등 온 마음을 다해 정성껏 간호를 하였습니다.

저는 그가 침대에서 움직일 수 없는 상태이므로 손과 팔, 발과 부은 정강이에 부드럽게 마사지를 했습니다.

반사요법 이론에 의하면 손이나 발의 각 영역은 신체의 모든 장기나 조직에 연결되어있습니다. 여기에 아로마테라피의 부드럽고 따뜻한 오일 치료를 더해주면 누워있기만 한 탓에 약해진 신체의 장기나 세포를 활성화시킬 수 있습니다.

저는 샌달우드를 희석한 오일로 그의 팔과 다리를 부드럽게 마사지했습니다. 부인은 남편을 위해 자연요법을 열심히 배우고 있었으므로 아로마테라피에 관해서도 쉽게 이해하였습니다. 부인은 남편의 주치의로부터 생명이 3개월 정도 남았다는 시한부 선고를 듣고는 무척 상심한 상태였습니다. 집에서 간호하는 가족들은 겉으로 표현할 순 없지만 모두 매일같이 죽음과 마주하는 환자 본인과 마찬가지로 마음을 졸이며 살아가게 됩니다.

저는 그녀에게 마사지를 배우길 권했습니다. 그녀는 남편이 좋아진다면 무엇인들 못하겠냐며 기꺼이 배우겠다고 했습니다.

희고 건조한 환자의 피부가 아로마테라피 오일로 윤기가 나고 희미하게 붉은 빛을 띠기 시작했습니다. 마사지 내내 눈을 감고 있던 그는 마사지가 끝나자 천천히 눈을 뜨더니 "기분이 너무 좋아. 고마워!"라며 부인과 제게 미소를 지었습니다.

한 달 후, 다시 방문하였습니다. 환자는 부근 병원의 의사로부터 링거 주사로 영양을 주입받는 것 외에는 일주일 동안 거의 잠이 든 상태로 있다고 했습니다.

부인은 많은 말을 하지 않았지만, 그녀의 눈동자와 몸 전체에서 남편을 마지막까지 지키고 싶어 하는 의지를 엿볼 수 있었습니다.

그가 막 잠이 들었다고 해서 마사지는 하지 않았습니다. 그녀는 남편이 아로마테라피 마사지를 좋아한다고 말했습니다. 그런 그녀를 바라보며 두 사람은 비록 몸은 둘이지만 마치 한 몸처럼 암이라는 병과 마주하고 있음을 느낄 수 있었습니다. 저는 라벤더 오일로 그녀의 손과 어깨와 목을 마사지해 주었습니다. 그녀도 남편과 같이 병과 마주하여 매일 혼신을 다해 싸우느라 기진맥진한 상태였습니다. 저는 그녀의 어깨 뭉침이 풀리도록 기도하며 만져주었습니다.

마사지 후 그녀의 눈에 눈물이 어리는 것을 보았습니다. 우리는 서로 고맙다는 인사를 하고 헤어졌습니다.

그로부터 3개월 후, 그녀로부터 연락이 왔습니다. 남편이 세상을 떠난 것과 그가 아로마테라피를 한 번 더 받고 싶어 했다는 것. 그리고 세상을 하직하기 몇 개월 동안 매우 행복해 했다는 것을 이야기했습니다.

저는 간호에 최선을 다했던 그녀를 위로하며 고인의 명복을 빌었습니다.

정말로 몇십 년 동안 계속해서 일만 했던 그는 아내에게 인생의 마지막 몇달 동안 "꿈꾸듯 행복했다."라고 말하고는 세상을 떠났습니다.

저는 '행복'의 의미를 다시 한 번 생각해 보았습니다.

보고 예 6

- 도쿄, 재택 요양
- 아로마테라피스트 : 하세가와 노리코
- 환자 : 55세, 여성
- 병명 : 위암 수술 후 1년 6개월 경과, 수술 시 위 적출

그녀는 위 전부를 적출하는 위암 수술을 받은 후 1년 6개월 정도 경과한 상태였습니다. 몸은 많이 회복되었지만, 체중은 건강했을 때에 비해 7킬로그램 정도 줄었다고 했습니다.

아로마테라피 치료를 받기 전에 그녀는 제게 마음의 문을 열고서

자신의 삶에 대해 말해주었습니다. 암으로부터 회복된 지금 그녀의 인생관은 암에 걸리기 전과는 완전히 다르다고 했습니다.

그녀는 재발할 것을 염려하기 보다는 하루하루를 충실하게 주변 사람들에게 감사하며 살고 있다고 했습니다. 저는 그녀에게 그래도 기분이 우울해질 때가 있으면 오렌지 에센셜 오일 3방울 정도를 목욕할 때 사용하라고 권했습니다. 그리고 손과 발, 어깨와 목을 라벤더 오일로 마사지해 주었습니다. 마사지 후 그녀는 어깨 뭉침이 많이 부드러워졌으며, 라벤더 향 때문인지 잠이 들었습니다.

그녀는 이제 완전히 회복되어 다시 사회로 복귀하여 바쁜 나날을 보내고 있습니다.

보고 예 7

- 치바현, 재택 요양
- 아로마테라피스트 : 하세가와 노리코
- 환자 : 62세, 남성
- 병명 : 간암(간 5곳에 종양, 당뇨병)

그는 11년 전, 51세 때에 당뇨병에 걸려 혈당치가 300으로 입퇴원을 거듭하며 요양생활을 하고 있었습니다.

2년 전에는 간암 진단을 받았습니다. 항암제 투여로 많은 치료효과가 있었으며, 간 내부에 커다란 종양이 있던 부위는 꽤 작아졌다고 했습니다. 그렇지만 간에는 여전히 네 곳에 암세포가 남아있다고 했습니다.

50대에 당뇨병에 걸려 3년 정도 되자, 미열이 있는 날이 계속되더니 간도 그 무렵부터 약해졌다고 회상했습니다.

62세인 현재 투약, 통원 치료를 하고 있으나, 간 기능이 저하되었고, 특히 양쪽 다리의 심한 부종이 있으며 나른함을 호소했습니다. 저는 샌달우드를 주로 하여 자스민을 희석한 오일로 양 다리와 팔 등을 천천히 부드럽게 마사지해 주었습니다.

쾌적하고 편안해진 그는 매우 행복해하며 잠에 빠져들었습니다. 곁에 있던 부인도 그 모습을 보며 매우 기뻐했습니다.

양쪽 다리는 터질 듯이 부어올라 있었습니다. 발바닥에서부터 발가락 하나하나를 정성을 다해 만져주었습니다. 특히 간에 해당하는 발바닥 부분(제 5장의 그림19 참조)은 오일을 발라 심혈을 기울여 마사지를 했습니다.

눈을 뜬 그는 발이 매우 가벼워진 느낌이라며, 기분이 매우 좋다고 말했습니다. 그는 다른 요법과는 다르다며, 가능하다면 매일 해주었으면 좋겠다고 부탁했습니다. 환자만이 아닌 가족 모두와 함께하는 기쁨은 그 무엇에도 비길 수가 없었습니다.

> 보고 예 8

- 아이치현, 재택 요양
- 아로마테라피스트 : 하세가와 노리코
- 환자 : 67세, 여성
- 병명 : 갑상선암, 경추로 전이

그녀는 40대 초반에 갑상선저하증이 와서 갑상선 호르몬제를 늘 복용하였습니다. 6년 전 그녀는 60대가 되고 난 후, 오른쪽 경추 상부에 암이 생긴 것을 발견하고 적출하는 수술을 받았습니다. 그리고 2년 후 갑상선 상부에 또 다시 암이 재발하여 수술로 제거했습니다.

그뿐만 아니라 1년 전에는 목 왼쪽 중심부에 갑상선암이 재발해서 핵 캡슐치료도 했습니다. 그러한 상태에서도 그녀는 매우 밝았고 집에서 요양을 하면서도 정원에 아름다운 꽃을 키우며 매일 정성껏 돌보고 있었습니다. 그녀는 계속 누워만 있으면 몸의 다른 기능도 약해질까 염려되어 하루 종일 천천히 방 안을 청소한다고 합니다.

그녀는 '병이란 몸의 극히 일부분일 뿐이며, 자신은 전체적으로 건강하게 살고 있다.'는 마음가짐을 지니고 있었습니다.

그러나 왼쪽 목 윗부분으로 전이한 갑상선암이 목 한쪽 면을 밑으로 잡아당기기 때문에 그녀의 왼쪽 어깨는 오른쪽 어깨보다 처져 있었습니다. 왼쪽 팔은 마음대로 위쪽으로 들어 올릴 수 없었습니다.

저는 그녀의 등과 발 전체, 손과 팔에 희석한 아로마 오일을 사용하여 천천히 부드럽게 마사지했습니다. 그녀의 며느리가 어머님을 위해 아로마테라피를 배우고 싶다고 해서 제 옆에서 함께 해보도록 했습니다.

저는 암의 환부와 그 언저리는 조직이 약해져 있으므로 그 부위는 피해야 하고 림프절 상부도 피해야 함을 알려주었습니다.

그녀의 며느리는 정말로 열심히 배웠습니다.

그녀는 며느리에게 "뭉친 근육이 풀려 통증이 사라진 것 같아."라고 말하며 기분 좋게 잠이 들었습니다.

아로마테라피는 이처럼 편안하고 부드러운 분위기에서 이루어집니다. 그렇기 때문에 환자 본인과 간호하는 분의 마음이 한층 더 깊게 교감할 수 있다고 생각합니다.

간호란 그 무엇보다 환자 마음의 평안이 우선이라고 느끼게 한 일례였습니다.

영국에서 아로마테라피는 자연요법으로 민간 차원에서 긍정적으로 수용되고 있습니다.

최근에는 일본에서도 정원을 많이 조성하는데, 영국에서는 이러한 정원꾸미기가 오랜 세월 국민들에게 사랑받고 있습니다. 영국 국민은 이렇게 자연과의 공존을 늘 생각하고 행동하는 국민성을 가셨는지도 모르겠습니다.

물론 자연과 밀접하게 연결되어있는 아로마테라피는 이러한 배경 위에서 자연요법으로 생활 속에 받아들여져 왔습니다. 런던 시내에는 여러 군데 아로마테라피 센터가 있습니다. 그 중에서 이 책에서 소개하는 미쉐린씨의 아로마테라피 센터는 대표적인 민간 센터 중 한곳입니다.

이곳에서 손님은 우선 미쉐린씨에게 개인적인 상담을 받습니다. 자신의 육체나 정신적인 상태를 마음을 열고 이야기합니다. 미쉐린씨는 상담을 바탕으로 그 손님에게 적합한 에센셜 오일을 선택한 후 아로마테라피로 안내합니다. 상담을 할 때 질병이 있다고 판단되면, 그녀는 먼저 의사에게 갈 것을 권합니다.

최근에 사이코테라피(심리요법)를 도입한 아로마테라피가 보급되고 있는 것은 아로마테라피라는 요법 자체가 단지 오일을 바르는 마사지나 에스테틱과는 분명하게 차별되는 고유의 치유효과가 있기 때문입니다.

후각은 대뇌 변연계에 직접 작용하여 심신을 이완된 상태로 만들어줍니다. 이 요법은 고대로부터 명상할 때 사용되었습니다. 이처럼 아로마테라피는 마음에 중점을 두어 심리상태가 건강의 근본을 이루고 있다는 점을 매우 중요하게 여기는 요법입니다. 즉, 아로마테라피는 사람의 마음에 중점을 둔 치유법입니다.

미쉐린씨는 이러한 정신을 잘 살려 실천하는, 제가 존경하는 아로마테라피스트입니다.

그녀는 제가 전부터 생각하고 있었던 '우주, 즉 대자연의 에너지는 아로마테라피 에센셜 오일의 방향성분을 사용함으로써 병들고 조화를 잃은 몸에 밸런스를 찾게 할 수 있다.'는 것과, '무한한 대자연의 에너지를 감사히 받아들일 때에, 그 에너지는 우리에게 무한히 쏟아져 내린다.'는 것에 공감하며 동의를 해주었습니다.

또 미쉐린씨는 이러한 자신의 철학적 사고나 아로마테라피의 근저에 흐르는 것이 사람과 자연을 이어주는 사랑이며 치유라는 생각을 매일 실천하며 살고 있습니다. 그 모습을 보며 저도 감동했습니다.

영국에는 아로마테라피를 통해 영리만을 추구하지 않고 매일 방문해오는 내담자들을 한사람 한사람 정성껏 응대하여 그들의 마음을 치유하며, 정성껏 에센셜 오일을 선택하는 미쉐린씨와 같은 아로마테라피스트가 더 많이 있습니다.

크리스틴 월드어드씨도 이러한 심리치료나 힐링이라는 마음치유를 도입한 아로마테라피스트 중 한사람입니다. 그녀도 카운셀링을 매우 중요하게 생각하고 있습니다. 먼저 고객의 마음을 연 후에 아로마테라피를 실시하고 있습니다.

"당신은 자신의 마음을 위해 무엇을 하고 있습니까?"라는 제 질문에 그녀는 "저는 명상을 하고 있으며 제 마음이 시키는 대로 크리스마스 전에는 인도에 갈 것입니다."라고 대답하였습니다. 그녀는 아로마테라피를 하는 자신도 늘 마음의 정화를 위해 명상을 하고 있으며, 대자연과 연결하여 자기 자신을 자연체에 놓는 것으로 이 천직을 계속해갈 수 있다고 말했습니다.

영국의 모든 아로마테라피스트가 미쉐린씨나 크리스틴씨와 같은 생각이라고 할 수 없겠지만 적어도 아로마테라피가 이러한 철학을 갖고 있는 사람들에게 보급되고 있다는 것은 매우 멋지고 바람직한 일이라고 생각합니다.

영국에는 '비틀즈' 멤버였던 존 레논의 노래 '렛잇비(Let It Be)' 처럼 '있는 그대로'의 자연체를 받아들이는 경향이 있습니다. 영국에 사는 사람들 중 비록 일부일지라도 그들에게 아로마테라피를 통해 삶의 소중함을 느낄 기회가 더 많이 주어진다면 분명 행복한 일일 것입니다.

Part 02 ─────────

암 환자와
아로마테라피

영국 런던 교외에 있는 마운트 버넌 병원은 암 환자에게 최신의 치료를 실시함과 동시에 '심리치료'를 포함하여 환자와 그 가족의 입장에서 생각하는 의료행위를 하고 있습니다.

1970년에 설립된 미셸 소베르 하우스는 암으로 고생하는 환자와 그 가족을 위해 근대의 의료행위를 보완하는 형태로 카운셀링 등을 이용하여 환자가 충실한 인생을 보낼 수 있도록 도와주고 있습니다.

제가 방문했을 때에도 환자들이 즐겁게 모여 홍차와 쿠키를 머으면서 담소를 나누고 있었습니다.

아로마테라피 외에도 반사요법(Reflexology), 레이키(Reiki)요법, 미술치료 등 환자들과 그 가족을 위한 보조요법이 카운셀링 룸에서 행해지고 있습니다.

이 가운데에서도 아로마테라피는 대체요법 또는 보조요법으로서 대단히 중요한 위치를 차지하고 있습니다.

이 병원의 케이 선생은 아로마테라피실에서 매일 한사람 한사람을 소중하게 생각하며 치료하고 있습니다. 그녀의 환자들은 이구동성으로 "매우 행복하게 병원에 다니고 있다."라고 말합니다.

같은 병원의 암 치료 내과의인 트르트만 박사는 제 인터뷰에 응하며 "아로마테라피는 환자의 정신 치료에 매우 도움이 되고 있다. 최근 영국에서는 환자의 입장에서 이러한 보조요법이 의료행위의 하나로서 주목받고 있다."라고 말했습니다.

아로마테라피도 암 치료나 진단, 그리고 치료의 방향성을 포함해 담당의사의 이해를 얻은 보조요법의 하나로서 병원치료에 도입되

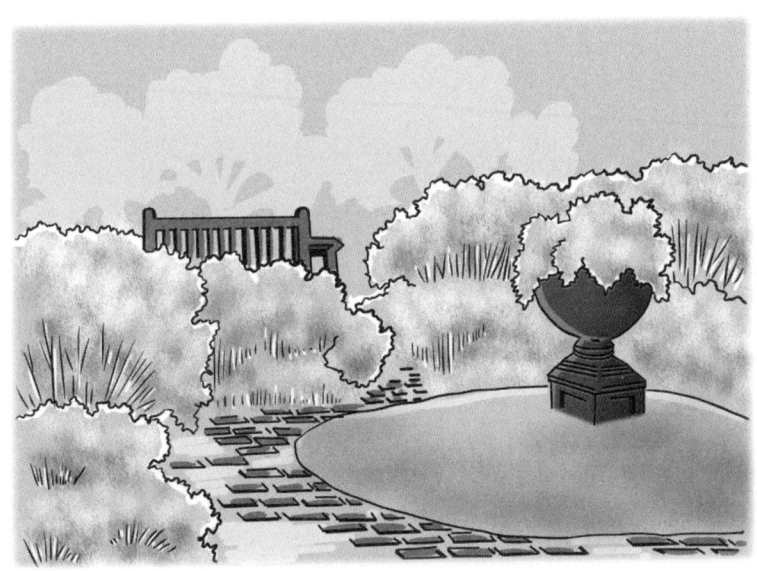

어있다는 것입니다.

　이 병원처럼 환자가 한사람의 인간으로서 행복하고 충실한 인생을 살아갈 수 있도록 하는 질 높은 삶을 소중히 여기는 의료행위가 진정한 의미의 치료라 할 수 있겠지요.

　즉, 병원에서 치료에 임하는 사람들 - 의사와 아로마테라피스트, 일반 자원봉사자, 간호사, 카운셀러 등 - 모두가 환자 입장에서 환자들의 육체적 고통뿐만 아니라 정신적 고통에 대해서도 진지하게 고려하고 하나가 되어 협력하고 있습니다.

　아로마테라피는 영국에서 이러한 모습으로 의료체제 속에 순조롭게 수용되어 의사의 이해를 바탕으로 환자를 치유하는 보조요법으로서 꽃피우고 있습니다.

　또한 제가 만난 암 환자 중 한 명인 이안 씨는 아로마테라피를 주 1회씩 받으면서 동시에 미술치료로 그림을 그리고 있었습니다.

　그는 아로마테라피를 통해서 심신을 이완하고 자신의 마음 깊숙한 곳에 있는 빛을 그림으로 그렸습니다. 폐암으로 고생하는 50세 정도의 그가 투명한 빛을 발하는 그림을 보여주었을 때, 저는 그 그림에서 뿜어져 나오는 그의 생명에너지를 강하게 느낄 수 있었습니다. 그의 실제 그림사진을 독자 여러분에게도 꼭 보여드리고 싶습니다.

3장

암을 치유하는 아로마테라피

Part 01 ───────

아로마테라피의
심리적 효과

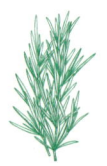

"아로마테라피는 우리들의 마음에 어떤 작용을 할까요? 그 대답을 하기에 앞서 암에 대해 먼저 언급을 하여야겠습니다."

여러분도 아시는 바와 같이 암의 발생이나 증식은 우리의 면역기능이 저하된 때에 일어납니다. 수술 후의 재발도 면역력이 떨어졌을 때에 일어납니다. 그리고 이러한 면역력 저하를 불러일으키는 커다란 원인의 하나로 정신적 스트레스를 들 수 있습니다.

즉 정신적 스트레스에서 놓여나 언제나 마음 편한 상태를 유지할 수 있다면 암세포의 재발이나 증식, 발생을 막는 조건을 갖추는 것입니다.

최근에는 면역학적인 관점에서 이러한 심신의 상관관계에 대해서

[그림1] 갑작스러운 가족 사망에 따른 체내 호르몬 변화

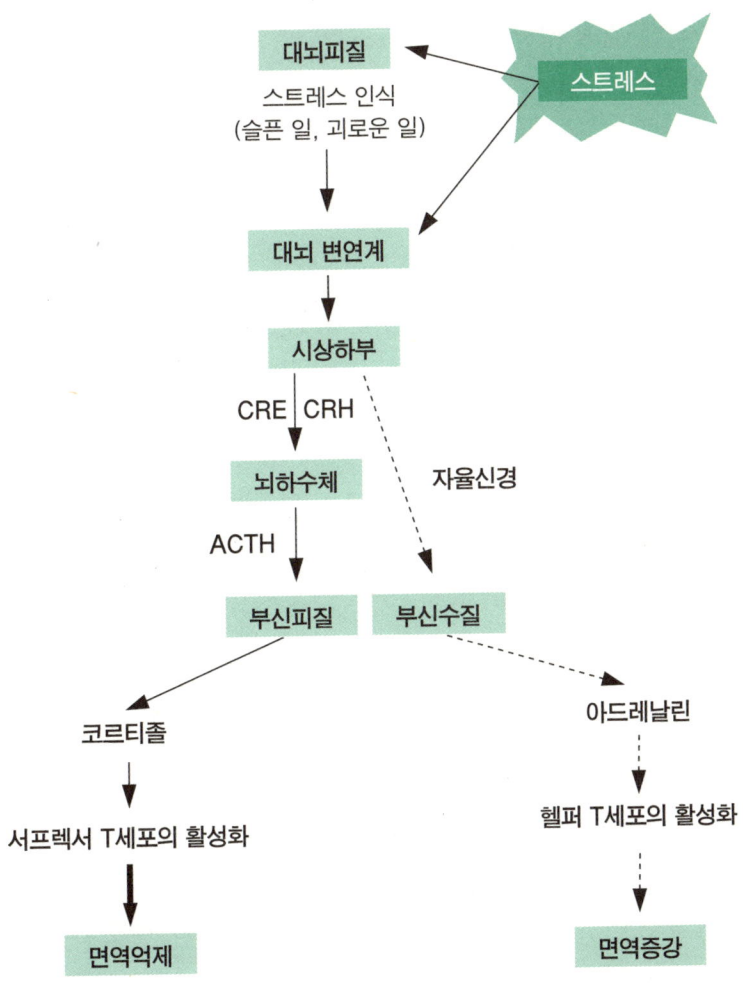

다루는 '정신신경면역학'이 연구되고 있습니다.

그 간단한 실험 하나를 예로 들자면, 쥐에게 암세포를 주입하고 싫어하는 전기 자극을 가함과 동시에 어떤 소리를 들려주자 암세포가 증식했습니다. 그 뒤로는 쥐에게 소리만 들려주어도 암세포가 늘어났습니다. 결국 정신적 스트레스만으로도 쥐의 면역력은 저하되고 암세포가 증식하는 것입니다.

하물며 우리 인간은 고도로 발달한 중핵신경을 지니고 있으므로 정신적 스트레스에 무엇보다 취약하다 할 수 있습니다.

그러면 여기에서 한 명의 여성 이야기를 해보겠습니다.

50대 초반의 A씨는 어느 날 갑자기 사고로 사랑하는 딸을 잃었습니다. A씨는 딸을 잃은 슬픔으로 우울증에 걸렸습니다. 그녀는 누구와도 대화를 나누지 않았습니다.

이전의 밝고 활달한 성격이었던 A씨의 몸 안에 무슨 변화가 생겼을까요?

[그림 1]에 있듯이, A씨의 정신적 스트레스는 먼저 대뇌피질에서 인식됨과 동시에 대뇌변연계를 통해 장기적으로 코르티졸의 분비를 촉진시키기 때문에 그로 인해 면역력이 저하됩니다. 코르티졸은 헬퍼 T세포를 감소시켜 NK(내추럴 킬러)세포를 억제합니다. 이 NK세포는 바이러스를 직접 죽이는 역할과 병에 걸린 세포(예를 들면 암세포)를 죽이는 역할을 합니다.

보통의 상태라면 A씨 면역력이 체내의 극히 작은 암세포라도 재빨리 찾아내어 없애주었겠지만, 딸의 사고로 인한 스트레스로 A씨의 몸에는 코르티졸이 증가하고 NK세포의 수가 줄었기 때문에 A씨의 면역력은 저하된 상태였습니다.

이렇게 해서 그 후, A씨의 체내에 암이 생겼습니다.

정신적 스트레스로부터 오는 면역력 저하는 우리 체내에서 암뿐만이 아니라 천식이나 대장염, 류마티스 등 수많은 병을 일으킵니다.

A씨는 처음엔 암인 줄 모르고 몸 상태가 나빠지는 것을 잊으려고 담배나 술을 마시기 시작했는데 그 정도가 심했나 봅니다. 처음에는 기분이 상승되거나 해방감을 맛보았지만, 결과적으로 A씨의 몸 상태는 점점 악화되었습니다.

그 시점에 병원을 찾은 A씨는 비로소 자신이 암이라는 사실을 알았습니다. 그녀는 충격이 컸으나, 열심히 암을 극복하기 위해 항암제나 그 밖의 다른 약들을 먹기 시작했습니다. 그런데 그 약들은 효과는 있는 듯했지만, 몸이 나른하여 견딜 수가 없었습니다. 암에 걸리기 전보다도 우울증은 한층 더 심해진 듯했습니다.

이런 A씨를 구원해준 것은 병실에 놓여있던 한 개의 레몬이었습니다.

"레몬이…?"라고 의아해하시겠지만, 그렇습니다. 그 레몬의 향기가 A씨의 몸과 마음을 치유로 이끌었습니다.

레몬 향의 분자는 [그림 2]와 같이 먼저 A씨의 코 상피 조직의 점막을 통과하여 신경메시지로 변하여 굉장히 빠른 속도로 뇌에 도달합니다. 그리고 정보회로에 들어가서 A씨가 "아, 향긋해!" 하는 상쾌한 느낌이 듦과 동시에 마음이 안정됩니다. 그와 동시에 뇌 속의 기억회로에도 레몬의 신경메시지가 들어가 A씨의 뇌 안쪽에 기억되었던 젊은 시절의 멋진 추억이 생생하게 영상처럼 떠오릅니다.

아직 18살이었던 A씨의 추억입니다.

첫사랑 애인과 긴자에서 영화를 본 후, 둘이서 들어갔던 찻집. 그 곳에서 주문한 레몬스카시의 달콤함, 그리고 같이 넣어져온 조각 레몬을 짰던 순간의 행복한 한 때, 그녀의 어색한 손놀림을 보며 미소 짓던 연인, 볼을 붉게 물들이며 수줍은 듯 고개를 숙이는 A씨.

상큼하고 달콤한 추억 속으로 레몬 향과 함께 A씨는 젊은 날 행복으로 가득했던 그 날로 돌아가 있었습니다.

'가슴에 퍼져가는 행복감' 이러한 감각은 신경을 자극하고 뇌 속에 모르핀이 나오게 하며, 엔도르핀이 나오는 상태를 만들어 기분이 좋아집니다.

또 여러분도 아시다시피 행복하고 기분 좋은 상태나 마음이 여유로울 때, 또는 명상상태일 때에 알파파의 뇌파가 많이 나옵니다.

뇌파가 알파파일 때에 우리들의 면역기능은 아주 강해집니다.

[그림2] 레몬 향을 맡을 때의 체내 호르몬 변화 상태

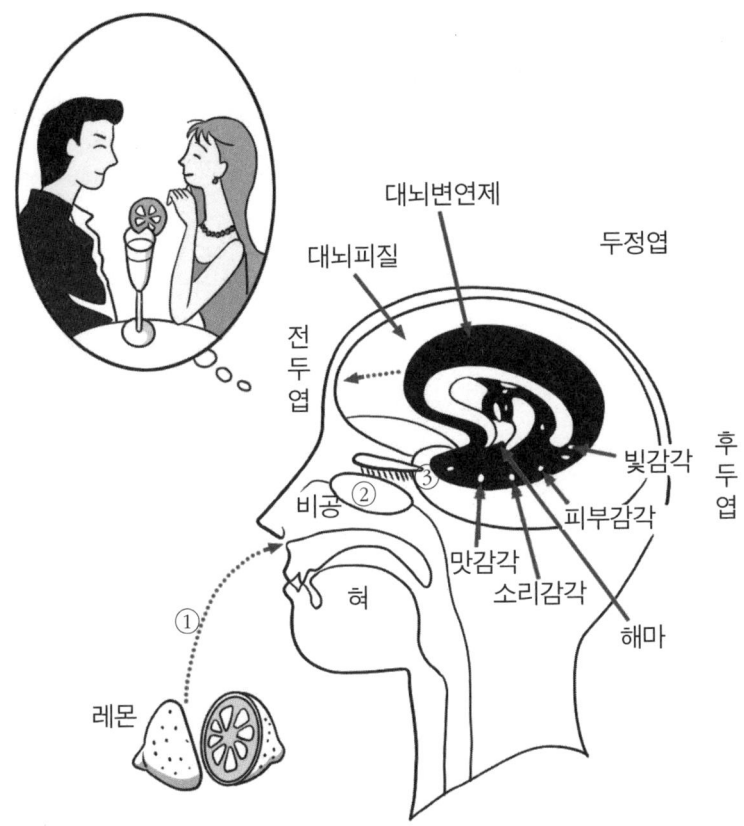

①의 레몬 향기는 ②의 비강상피점막에 있는 후각세포(200만개)로부터 전기신호와 같은 형태로 ③의 대뇌변연계에 직접 들어간다. 시각, 청각, 피부 감각 등 다른 감각은 뇌의 대뇌피질을 통하여 대뇌변연계에 들어간다. 후각만이 직접 대뇌변연계에 들어간다. 대뇌변연계는 후각 뇌라고 불릴 정도로 후각에 관계하고, 쾌, 불쾌나 정서에 관련된다. 또 과거의 기억과 연결하여, 사물을 재빨리 판단할 수 있다.

어찌되었든 A씨는 『치에코 초』(일본 시인인 다카하시 코타로가 아내인 치에코를 그리며 지은 시로 레몬이 등장함 - 역자 주)의 치에코처럼 병실에 놓인 한 개의 레몬에 의해 행복한 한 때를 만끽할 수 있었습니다.

마음 한구석에 잊었던 과거의 보석 같은 기억 - 사람은 이러한 아름다운 추억 덕분에 모두 지금의 고통을 견디며 살아갈 수 있다고 생각합니다.

그 후 매일 A씨는 가족이나 친구에게 부탁하여 병실에 레몬을 놓아두었습니다. 투약과 투약 사이인 3시간 동안의 티타임에 A씨는 스스로 레몬을 짜서 레몬에이드를 만들어 마셨습니다.

젊은 날의 즐거웠던 기억, 가슴이 두근거렸던 그때를 회상하면서 말이지요.

어느새 레몬 향기는 A씨에게 미소를 되찾을 수 있게 해주었습니다. "퇴원해서 건강해지면 그때 갔던 찻집에서 다시 한 번 레몬스카시를 마셔야지." 하며 매우 희망적으로 바뀌었을 뿐만 아니라 이전과는 달리 믿을 수 없을 정도로 원기를 회복한 A씨.

아로마테라피에는 이러한 눈에 보이지 않는 심리적인 효과가 분명히 있습니다.

마음까지 치유하는 에센셜 오일

미국의 연구에 의하면 레몬 오일에는 인간에게 건강하고 행복한 감각을 불러일으키게 하는 작용이 있다는 보고가 있습니다.

향기의 심리작용 연구는 '아로마테라피'라는 이름으로 최근에 활발하게 연구발표가 이루어지고 있습니다.

가네보 화장품 미용연구소의 시마카미 박사는 "향기가 사람 마음에 미치는 영향은 꽤 알려져 있고 실험으로도 효과가 입증되는 예도 많이 있다."라고 말합니다.

예를 들면 여러분은 숲속을 걸을 때 마음이 안정되고 상쾌한 기분을 느꼈던 적이 있으실 겁니다.

사실은 숲속 나무의 향기에는 '알파 피넨'이라는 성분이 있습니다.

시마카미 박사는 신입사원 69명(18세~20세)을 대상으로 두 그룹으로 나누어 알파 피넨이 나오는 방에서 잔 A그룹과 나오지 않는 방에서 잔 B그룹에 대해서 5일간의 실험 데이터를 뽑았습니다.

[그림 3] 피로와 아로마의 상관관계 실험 Ⅰ
　　　　(신입사원 연수 중)

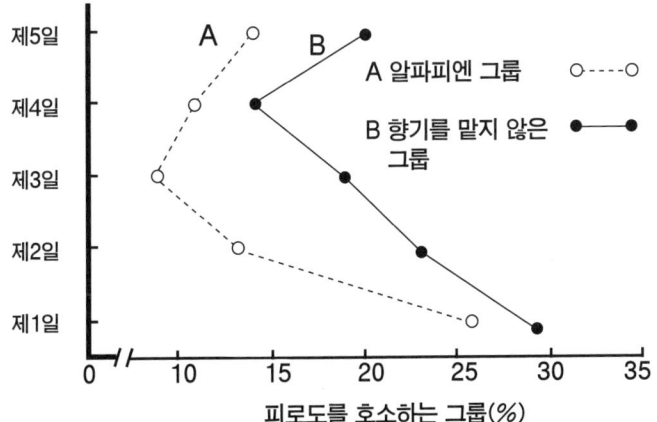

[그림 3]에서처럼 명백하게 피로를 호소하는 확률은 A그룹이 낮았습니다. A그룹 사람들은 합숙하는 동안 정신적 스트레스나 육체적 피로가 숲의 향기 알파 피넨에 의해 치유되고 있음을 알 수 있습니다.

즉 현대의학 약품은 육체적 고통을 제거하는 것을 주목적으로 작용하지만, 향이라는 눈에 보이지 않는 약은 마음의 고통에까지 작용하여 스트레스를 완화하는데 대단히 효과적입니다.

허브나 에센셜 오일은 예로부터 약으로 취급되어왔을 만큼 약리작용이 있습니다. 가장 특징적인 것은 마음을 치유하는 힘이 있으며 "부작용이 없는 약"이라는 점입니다.

지금까지 의학계에서 개발된 약 중에 이렇게 마음을 치유할 수 있는 약이 있었을까요? 더욱이 부작용 없이 말입니다.

항우울증제, 정신안정제, 수면제 등 지금까지의 화학합성 약품과는 달리 자연의 향기는 우리의 마음을 치유할 수 있습니다.

제가 향기의 성분을 '약'이라 부르는 것에 대해 다른 의견을 갖는 분도 계시리라 생각되지만, 저는 넓은 의미에서 몸과 마음을 치유하는 것을 하나의 약으로 생각하고 싶습니다.

약(藥)이라는 한자에서 보듯이 풀 관을 쓰고 편안하게 해주는 의미라면, 마음과 더 나아가서는 몸을 편안하고 쾌적하게 하는 것은 확실히 대자연 외에는 없다고 생각합니다.

여러분의 마음을 치유하고, 암으로 고생하는 분들의 마음을 편안하게 함으로써 자연치유력을 높이는 대자연의 약, 그것이 초목이나 꽃들의 에센셜 오일입니다.

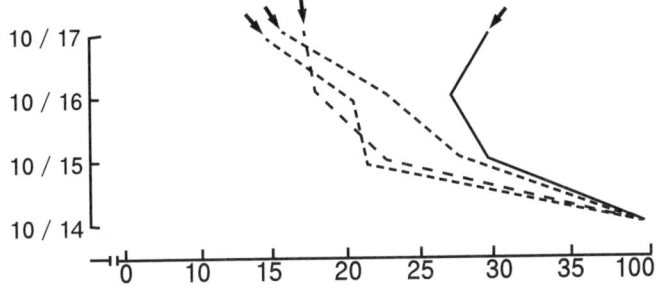

[그림 4] 피로와 아로마의 상관관계 실험 II
(여직원 80명 합숙 연수 중)

앞에 말씀드린 시마카미 박사는 각 향기의 의학적 효용을 조사하기 위해 다음과 같은 실험을 했습니다.

먼저, 80명 정도의 합숙생을 대상으로 제 1그룹 22명(밤에 진정작용을 하는 향기, 아침에 각성작용을 하는 향기)과 제 2그룹 18명(밤에 진정작용을 하는 향기), 제3그룹 17명(아침에 각성작용을 하는 향기), 제 4그룹 23명(향기 사용 안 함)으로 나누어서 4일 동안 실험 데이터를 뽑았습니다. [그림 4]를 보시면 제 1그룹과 제 4그룹에서는 명백하게 심신의 피로를 호소하는 확률이 큰 차를 보이고 있습니다. 4일 째인 10월 17일에는 아침저녁 모두 향기에 노출된 제 1그룹이 가장 피로감이 적었고 스트레스로부터도 해방되어 있었습니다. 그리고 제 3그룹이 다음으로, 제 2그룹이 그 뒤를 잇고 있습니다. 향기가 없었던 제 4그룹은 가장 피로감이 강하게 남아있었고 심신의 스트레스 또한 높았습니다.

이 실험에서도 알 수 있듯이 각각의 에센셜 오일은 [그림 5]와 같이 민간으로 전해오는 의학적 효용이 있어서 그것을 잘 사용하면 심리적, 육체적 스트레스를 낮추는 효과를 얻을 수 있습니다. [그림 5]와 같이 불안해소, 항우울 작용이 레몬에 있다는 것을 안다면 앞에서 말씀드린 A씨가 레몬 향으로 마음을 치유하고 삶의 희망을 발견했다는 것에 다시금 수긍하실 수 있을 것입니다.

[그림 5] 에센셜 오일의 의학적 효능

숙면용	라벤더, 딜, 카모마일, 마조람, 아니스, 멜리사, 사이프러스
각성용	로즈마리, 페퍼민트, 스피아민트, 바질, 유칼립투스
식욕촉진용	바질, 타임, 오니온, 갈릭
식욕억제용	쑥, 유칼립투스, 몰약, 로즈마리
항편두통용	오렌지, 레몬, 라벤더, 멘솔, 페퍼민트
구토억제, 항실신용	페퍼민트, 멘솔, 캄파
불안해소, 항우울용	라벤더, 버가못, 레몬, 로즈
금연용	오렌지, 버가못, 클로브
최음성	샌달우드, 사향, 일랑일랑
성욕억제용	유칼립투스, 사루비아, 마조람

[그림 5]를 다시 한 번 보면 레몬만이 아니라 식물의 향에는 여러 가지 심리적 효과가 있다는 것을 여러분도 느끼실 겁니다. 일본에서 향기 연구로 저명한 토호대학의 명예교수인 토리이 시즈오 교수는 향기의 심리적 효과에 대해 다음과 같은 실험을 했습니다.

거짓말 탐지기를 사용하여 교감신경에 영향을 미치는 향기에 대해서 피부 전위 활동을 측정했습니다.

결과적으로 자스민은 교감신경을 잘 움직이게 하고, 카모마일은 진정작용이 있다는 것을 알 수 있었습니다. 마음이 초조할 때 카모마일 차를 마시거나 향기를 맡으면 마음이 차분하게 되는 이유를 여기에서 알 수 있습니다.

또 마음이 우울할 때, 아무 것도 할 수 없는 무기력한 상태일 때는 자스민 향이 좋습니다. 이처럼 심리적 상황에 맞추어서 향기를 생활 속에 불러들이는 것으로 우리는 우리의 신체를 늘 상쾌한 상태로 만들 수 있습니다.

[그림6] 마음상태와 아로마의 상관성

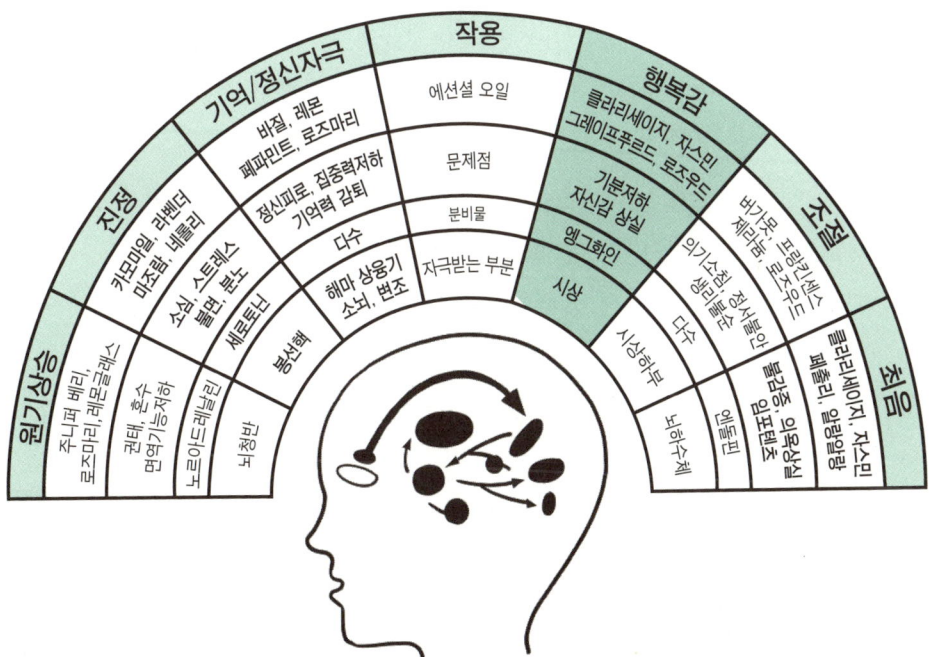

최근 영국의 대표적인 아로마테라피스트인 로버트 티서랜드는 아로마테라피가 스트레스를 완화하고 면역기능 회복에 도움이 된다고 밝혔습니다. 그는 또 사이코 아로마테라피(방향심리요법)라는 환자들의 심신을 함께 치유하는 보조요법을 실천하고 있습니다. 그의 연구에 의하면 [그림6]과 같이 여러 가지 에센셜 오일이 뇌의 각 부분을 자극하여 여러 가지 증상에 효과적임을 알 수 있습니다.

예를 들면, 불면증에 시달리고 초조할 때는 라벤더나 카모마일 향을 맡으면 뇌 속의 봉합선 핵을 자극하게 됩니다. 이때에 뇌에서는 진정작용이 있는 세로토닌이 분비되어 몸과 마음이 동시에 이완될 수 있습니다.

현재, 영국을 비롯하여 프랑스나 유럽 여러 나라에서 아로마테라피가 다시금 재인식되고 있습니다. 아로마테라피가 의료 보조요법으로 받아들여지는 것은 이러한 심리적인 효과만이 아니라 면역학적으로도 효과를 기대할 수 있기 때문입니다.

최근 일본에서도 일본 항암연구소의 후지하라 박사가 향기와 면역관계에 대해서 실험을 하고 있습니다.

쥐에게 스트레스를 가한 뒤, 튜베로즈 향기를 반나절에서 하루를 맡게 하자 면역력을 회복하는 결과가 나왔습니다. 후지하라 박사는 신장상태에 있는 대뇌변연계의 움직임을 향기(이 경우 튜베로즈)가 후각신경을 통해 바로 억제하였기 때문에 일련의 스트레스 반응을 억제할 수 있었다고 생각합니다.

우리가 체험하는 크고 작은 고통은 심리작용과도 많은 관련이 있습니다. 그렇기 때문에 향기로 쾌적하고 이완된 상태를 만들어 낼 수 있다면 암에 의한 신체적 고통이나 마음의 고통도 경감시킬 수 있습니다.

어떠신가요? 정말로 대자연과 일체가 되어 향기 속에서 자신의 몸과 마음을 치유하는 것은 멋진 일이라 생각하지 않으십니까? 신이라 부를까요? 무한한 대자연이 부여한 식물의 향이라는 선물은 같은 대자연 속에 살고 있는 우리의 병든 신체를 분명히 치유해줄 것이라고 생각합니다.

물론 향기의 성분은 서로 종류가 다른 분자의 복잡한 합성에 의해 구성되어있기 때문에 아직 많은 분석과 연구가 필요하지만, 주성분에 관련된 효능은 이미 연구가 되어 많이 알려져 있습니다. 그것은 면역력 회복에 도움이 될 뿐만 아니라 심리적인 측면에도 분명한 효과가 있습니다. 진정으로 대자연에 감사할 일이라고 생각합니다.

살아가는 힘을 주는 아로마테라피 마사지

자, 그럼 여기에서 향기의 효과를 다른 각도에서 생각해 봅시다.

여러분은 지금까지 후각에 의한 향기의 심리적 효과를 살펴보았습니다.

지금부터 서술할 것은 촉각을 통한 향기의 심리적 효과입니다.

아로마테라피 요법 중에는 에센셜 오일을 사용하는 아로마테라피 마사지라는 매우 부드러운 마사지법이 있습니다.

제가 전에 런던 병원에서 마사지를 받은 암 환자분들과 이야기할 때, 그들은 모두 이구동성으로 이렇게 말했습니다.

"정말 기분이 좋았어요."

"가슴으로부터 치유되는 느낌이에요."

아로마테라피스트인 케이씨의 치료를 받기 위해 그들은 매주 한두 번 예약을 하고 정기적으로 아로마 마사지를 받고 있습니다. 케이씨는 저에게 "마사지를 받는 환자분 중에 기분 좋게 잠드는 분이 많이 계십니다. 잠에서 깨어난 환자의 행복한 눈동자를 바라볼 때, 아로마테라피스트인 저 자신도 무한한 기쁨을 느낍니다."라고 말했습니다.

인간이 인간의 손에 의해 만져지고 에센셜 오일을 통해 치유될 때, 환자뿐만 아니라 우리 아로마테라피스트도 함께 행복감을 맛보는 멋진 심리적 효과가 있습니다.

20세기 초, 뉴욕의 요양소에 수용된 2세 이하의 많은 어린이들이 '사랑 받지 못했다는' 점이 주된 원인으로 사망했습니다.

여러분은 '사랑'을 어떠한 형태로 타인에게 전할 수 있다고 생각하십니까? 물론 말로도 전할 수 있겠으나, 저는 따뜻하게 어깨나 손을 잡는 행위, 즉 감촉을 통해서 전달하고 서로가 교감할 수 있다고 생각합니다.

위에서 예를 든 2세 이하의 어린이들은 감촉을 통한 사랑의 표현을 받지 못했기 때문에 죽어간 것입니다.

그러면, 생명력은 어디에서 나오는 것일까요?

만약 우리가 중병에 걸렸을 때, 가족이나 친구 혹은 간호하는 분들의 사랑으로 가득 찬 따뜻한 손길로 보살핌을 받는다면 희망과 더불어 살아야겠다는 용기가 생기지 않겠습니까?

주변 사람들이 "힘내! 좋아질 거야!"라고 매일 말만 하는 것보다는 애정이 가득 담긴 손으로 만져주면 훨씬 더 좋아질 거라고 생각합니다.

정말 말만 하기보다는 따뜻한 접촉이 더 필요합니다.

저는 런던에서 케이씨의 손을 '천사의 손'이라고 불렀습니다.

그렇습니다. 케이씨만이 아니라 누구라도 다른 사람을 위한 천사의 손을 갖고 있습니다.

아로마테라피 마사지는 대자연의 에센셜 오일로 마사지를 하여 앓고 있는 분을 치유하는 것입니다. 자신의 손에 놓인 에센셜 오일을 통해 대자연의 에너지를 받아 부드러운 마사지를 하는 것입니다.

이 심리적 효과는 이루 말로 다할 수 없을 정도입니다. 몸도 마음도 평화롭고 행복해집니다.

이러한 부드러운 마사지에 대해서는 다음 장에서 상세히 설명하고 있으니 참고해 주시기 바랍니다.

Part 02 ───────

아로마테라피의 약리 작용

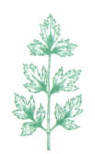

"그러면 에센셜 오일은 도대체 어떤 성분을 갖고 있을까요? 또한 그것이 우리의 체내에 들어 왔을 때, 어떠한 경로를 거쳐 흡수되고 작용하여 대사, 배출되는 것일까요?"

에센셜 오일을 약학적 측면에서 알기 쉽게 설명해 보겠습니다. 에센셜 오일에 대해 일본에서는 그 약효성이나 성분에 대해서 그다지 상세하게 설명되어있지 않습니다. 그러나 서양의 역사를 보면 에센셜 오일이 민간의약으로 사용되어왔음을 알 수 있습니다. 예를 들면, 스페인산 오레가노(oregano)의 80%가 페놀이라는 화학 분자구조를 갖고 있으며, 이것은 항균성을 지니고 있습니다. 또 클로브 에센셜 오일에 포함되어있는 오이게놀(eugenol)도 페놀의 한 종류로 서양에

[그림 7] 에센셜 오일의 흡수와 호르몬 분비

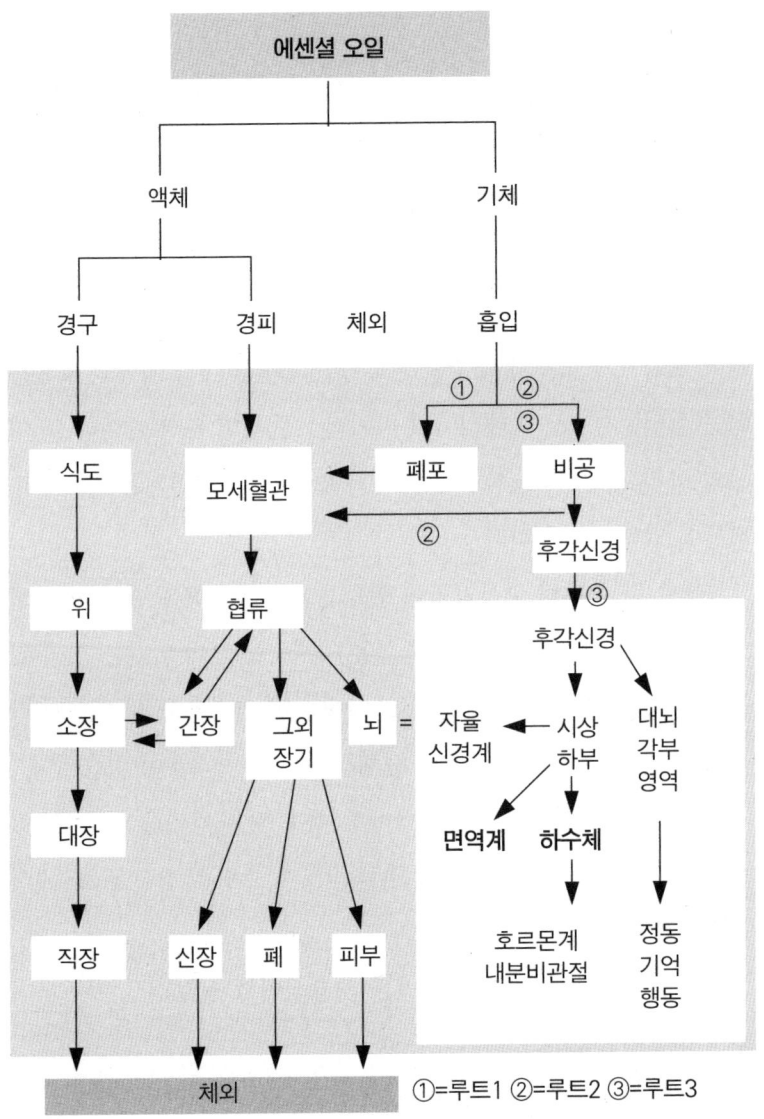

서는 병원에서 방부제 겸 항생물질로 사용되고 있습니다.

단지 한 방울의 에센셜 오일 속에 대자연의 은혜로 만들어진, 많은 서로 다른 화학구조를 갖는 약효성분이 들어있다는 것을 상상해 보세요. 확실히 에센셜 오일은 어느 것이나 다 알코올, 에스테르, 페놀, 테르펜 등을 포함하고 있어서 항생, 방부, 항염증, 항바이러스 등의 효과를 갖고 있습니다.

영국의 아로마테라피스트인 다니엘 라이맨은 그녀의 저서에서 에센셜 오일의 약효에 대해 강조하고 있습니다. 그녀는 에센셜 오일은 천연 항생물질로서 박테리아나 바이러스를 죽일 뿐만 아니라 그 이상의 공격으로부터도 몸을 보호하기 위해 몸의 면역계를 강화하는 작용이 있다고 말합니다.

실제로 각 분야의 과학자들이 연구실험을 거듭해온 결과, 에센셜 오일에는 유해한 박테리아의 증식을 억제하는 힘이 있다는 것이 검증되고 있습니다. 또한 에센셜 오일에는 항염작용을 비롯해서 각각의 다른 증상에 맞추어 우리 신체를 치유하는 작용이 있습니다.

에센셜 오일은 많은 양의 식물에서 매우 적은 양만을 얻을 수 있는 식물 방향제 오일입니다. 예를 들면 로즈 오일은 장미꽃 2톤에서 불과 1킬로그램 밖에 얻지 못합니다.

그리고 대부분의 에센셜 오일은 지용성이고 물보다도 가벼우며 휘발성이 있습니다.

예를 들면, 여러분이 라벤더 오일로 치료를 받는다고 합시다. 에

[그림 8] 피부의 에센셜 오일 흡수

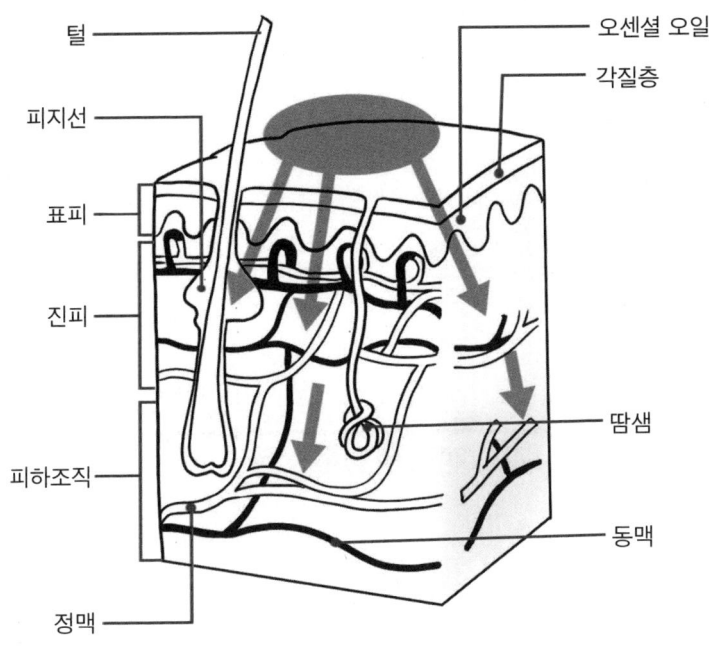

 에센셜 오일의 성분은 대부분이 지용성이므로 피부를 통과하는 데에 이상적인 형태를 하고 있습니다.
 피부는 우리의 신체 전체를 덮는 두께가 3밀리 정도의 커다란 기관입니다. 에센셜 오일은 [그림 8]과 같이 각질에서 진피로 들어가 피부의 조직 전체로 확산하면서 모세혈관에 들어갑니다.

[그림 9] 라벤더 오일 사용 후 혈중 리날룰 온도의 변화

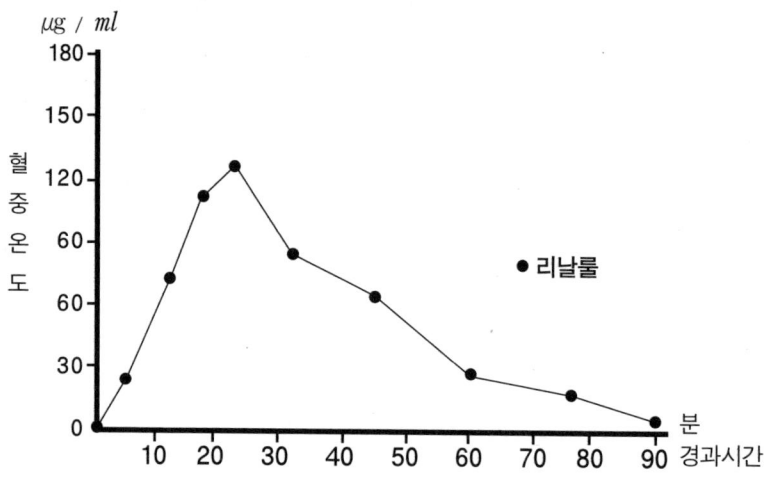

라벤더 오일로 치료를 받으면 이 에센셜 오일의 주성분인 리날룰이나 리날릴은 수 분 이내에 혈중에 녹아들어가 체내를 돌아 약 20분 후에는 혈액 내에서 최대 농도가 되고 이후 서서히 낮아집니다. 그리고 90분 후에는 혈액 내에서 사라집니다. (그림 9 참조)

기름 친화성이 강한 오일은 뇌 조직에 들어가기 쉬워서 대뇌변연계나 시상하부 등 우리의 심리를 크게 좌우하는 대뇌 전체의 혈액순환에 영향을 미칩니다. 특히 시상하부는 면역계나 자율신경계에 직접 작용하므로 여기에 주목할 필요가 있습니다.

에센셜 오일의 분자는 혈액을 통해 대뇌에 이르러 시상하부를 포함하는 뇌 속의 세포조직에 부드럽게 작용합니다.

사실, 라벤더 오일을 이용한 마사지나 방향욕은 수면제가 필요

한 사람들을 약 없이 숙면으로 유도하는 효과를 올리고 있습니다.

그러면, 혈액내의 에센셜 오일은 일정 시간 체내를 돌고 난 후 어디로 갈까요?

1940년 스트레리 박사의 연구에 의하면 라벤더 오일의 주성분인 리날룰 등은 20~40분 후에 날숨으로 배출된다고 합니다. 대부분의 에센셜 오일은 지용성이므로 체내의 지방조직에 일부 머물고, 간 등에서 대사 작용으로 분해됩니다.

에센셜 오일의 성분은 주로 지용성이기 때문에 간을 지나갈 때 각종 효소작용에 의해 체외로 배출되기 쉬운 수용성이 높은 분자로 변화됩니다. 간은 우리 몸 안의 가장 큰 화학공장입니다. 이러한 대사작용은 간과 비교할 수 없을 정도로 미약하지만, 간 이외에 피부나 신경조직, 신장, 폐, 장의 점막이나 혈장에도 있습니다. 에센셜 오일의 성분은 이렇게 외부로 배출하기 쉬운 수용성 분자구조로 변합니다. 이런 분자구조로 바뀐 후, 혈액에 섞여 돌고 있는 에센셜 오일은 마지막에 신장에서 소변에 용해되어 배출됩니다. 또 피부의 땀이나 폐의 날숨, 대장의 변으로도 배출됩니다.

그러면 에센셜 오일이 기체로 체내에 받아들여질 때는 어떻게 될까요? [그림 7]의 기체의 흡입을 보아주세요.

에센셜 오일의 방향 성분은 매우 휘발성이 강합니다. 그렇기 때문에 우리가 흡입할 때, 다음의 세 가지 루트로 매끄럽게 체내에 흡수됩니다.

루트 1은 에센셜 오일의 방향 분자가 기관지를 통해 폐 속에 있는 허파꽈리에 들어가는 경로입니다. 이 폐의 허파꽈리는 많은 모세혈관이 둘러싸고 있어 혈액 중의 가스(산소나 이산화탄소 등)를 교환합니다. 방향 분자와 같은 작은 분자들은 이 허파꽈리를 통해서 혈액 속에 용해됩니다. 그 후, 혈액의 흐름에 따라 전신을 돌고 시상하부나 대뇌변연계를 포함하는 대뇌 전체의 조직이나 각 장기로 흘러 들어가고, 혈액내의 방향 분자의 움직임과 마찬가지로 대사 작용을 하여 체외로 배출됩니다.

루트 2는 비공점막에 있는 후각상피라는 불과 5센티미터밖에 되지 않는 모세혈관이 모인 대단히 얇은 점막을 통해 혈액의 전신 순환에 방향 분자가 흘러들어가는 경로입니다.

루트 3은 같은 비공점막에 있는 신경세포의 다발에서 생기는 후각기관입니다. 이곳을 휘발성의 작은 방향 분자가 지나면 점액으로 덮여있는 후각기관을 구성하는 후각세포 속의 코털을 자극하여 흥분하게 됩니다. 코털은 후각 신경의 가장 선단이지만, 비공내의 후각상피 안의 2천만 개 정도의 가는 섬모로 되어있고 대뇌변연계와 직접 연결된 후각신경의 말단입니다. 놀라운 것은 후각세포는 향기의 방향 분자를 식별하고 전기신호로 변환하는 기능이 있습니다.

후각세포는 약 200만개 정도인데 우리들의 코 속에서 방향 분자구조를 순간적으로 식별하고 이를 전기신호로 인식합니다. 마치 어려운 암호를 해독하는 컴퓨터 해석 장치와 같습니다. 더욱이 사람의 후각은 미각보다 1만 배나 민감하여 여러 종류의 다른 향을 순식간에 직접 대뇌로 전할 수가 있습니다.

이렇게 엄청난 속도로 향기 분자는 전기신호가 되어 후각신경을 거쳐 직접 대뇌변연계로 들어갑니다. 다른 감각과는 달리 후각만은 쾌, 불쾌의 느낌과 더불어 기억과 깊게 연관된 대뇌변연계와 직접 연결되어있습니다. 이 그림에 대해서는 전술한 아로마테라피의 심리적 효과를 보여주는 [그림 2]를 다시 한 번 참고하시길 바랍니다.

[그림10] 시상하부의 역할

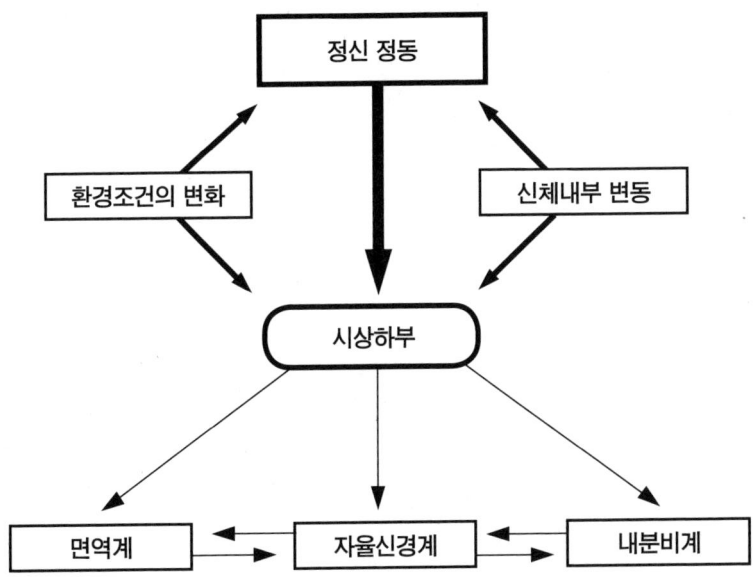

[그림11] 대뇌의 주요역할

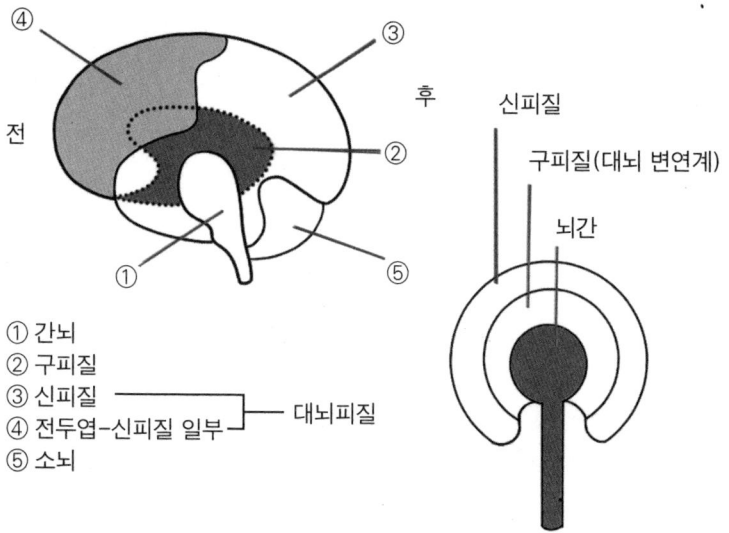

① 간뇌
② 구피질
③ 신피질
④ 전두엽-신피질 일부 ─┐ 대뇌피질
⑤ 소뇌

[그림12] 뇌간

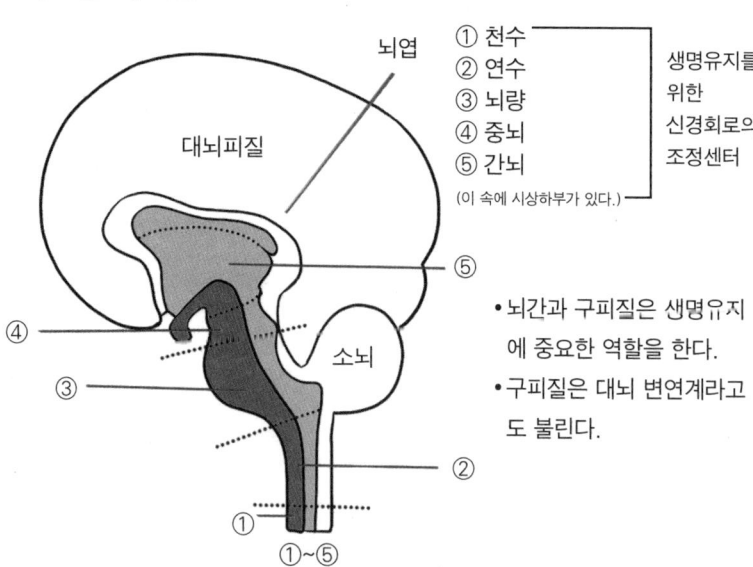

① 천수
② 연수
③ 뇌량
④ 중뇌
⑤ 간뇌
(이 속에 시상하부가 있다.)

생명유지를 위한 신경회로의 조정센터

• 뇌간과 구피질은 생명유지에 중요한 역할을 한다.
• 구피질은 대뇌 변연계라고도 불린다.

[그림13] 대뇌 변연계의 역할

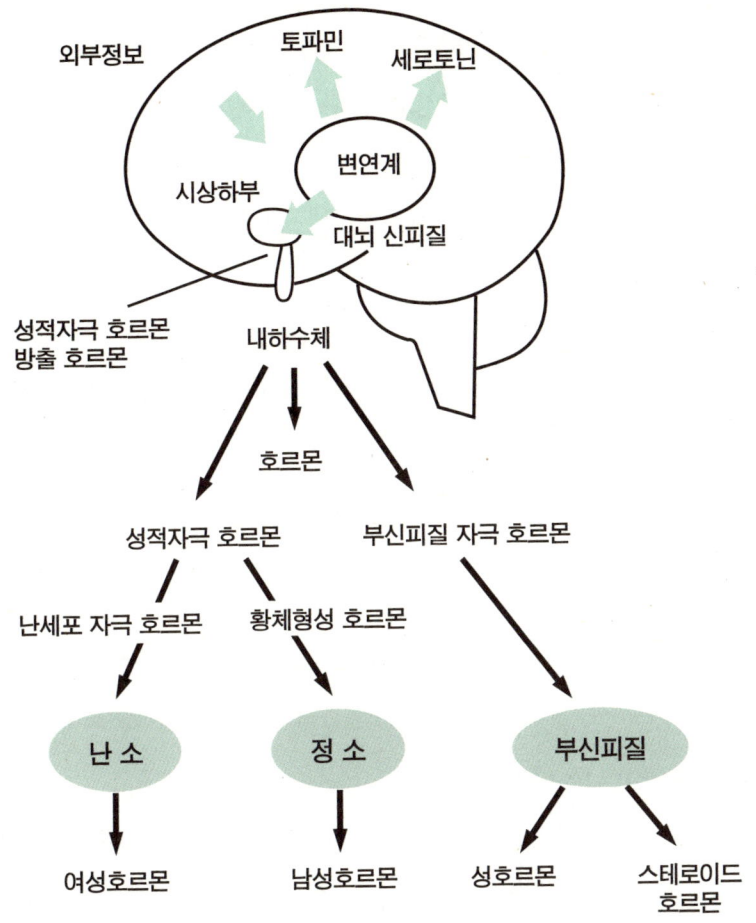

대뇌변연계는 구피질이라고 불리며 본능을 관장하는 곳입니다. 우리가 생명의 위험에 처했을 때 우리의 의지와 관계없이 순간적으로 판단하여 반응하는 곳입니다. 예를 들면 여러분이 '위독한 가스 냄새'를 맡게 된다면 순간적으로 생명에 위기를 느껴 그 장소를 뛰쳐나 갑니다. 향기가 직접 이 영역과 연결되어있다는 것은 우리가 생명의 위기를 감지하는데 대단히 중요한 역할을 하고 있음을 말해줍니다.

향기의 방향 분자는 전기신호로 바뀐 후, 대뇌변연계를 거쳐 간뇌의 시상하부에 들어갑니다.

시상하부는 우리 체내의 자율신경계나 내분비계, 면역계를 컨트롤하는 중요한 곳입니다.(그림 8참조)

최근의 연구에서는 뇌 속의 대뇌변연계나 시상하부는 구피질[그림 11], 간뇌[그림 12] 속에 있고, 신피질[그림 11]과는 달리 대단히 중요한 역할을 하고 있음이 밝혀졌습니다. 문명의 발달과 함께 신피질 속의 정보량이나 지식의 양은 많아졌지만 구피질이나 뇌간 등 사람의 감정이나 본능 및 살아가기 위해 필요한 생명 유지의 기능은 약해져 있습니다. 향기의 방향 분자는 이러한 부분에 작용합니다.

[그림 13]과 같이 실제로 대뇌변연계에서는 쾌감을 느끼면 원기가 나오는 호르몬인 도파민이나, 행복감, 충실감을 느낄 때 나오는 세로토닌이 나옵니다.

향기의 방향 분자는 다시 대뇌의 신경세포 전체에 작용한다고 생각됩니다. [그림 6]을 다시 보시기 바랍니다.

여러 가지 화학구조를 갖는 다른 종류의 식물 방향 분자는 각기 다른 작용을 만들어내는 것을 알 수 있습니다.

4장

아로마테라피로 암 치유하기 I
〈실천편〉

Part 01

에센셜 오일의
기초지식과
구입 시 주의사항

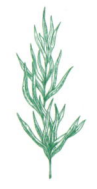

"그러면 아로마테라피 실천에 들어가기 전에 여기에서 에센셜 오일의 기초지식을 배우고 가겠습니다."

에센셜 오일은 식물의 껍질이나 꽃잎, 잎이나 줄기에 포함되어있는 방향성 오일입니다. 대부분의 에센셜 오일은 휘발성이 높고 지용성이므로 유분을 많이 함유한 것에 잘 녹습니다.

한 방울의 에센셜 오일은 대단히 많은 식물을 채취하여 만들기 때문에 매우 귀중합니다. 예를 들면 장미 오일 한 방울을 얻기 위해서는 약 300 송이나 되는 장미꽃이 필요합니다.

또 채취되는 계절이나 장소에 따라 성분에도 약간의 차이를 보입니다.

에센셜 오일은 각각의 식물의 성분이 다른 것처럼 방향이나 약효성분도 다릅니다. 그리고 하나의 에센셜 오일은 가히 100종류 이상의 화학물질을 포함한 알코올류, 에스테르류, 페놀류 등의 유기화합물 등으로 이루어져 있으며 각각의 약효가 서로 관련되어 작용을 합니다.

구입 시 주의사항

에센셜 오일은 100% 순수한 것을 구입하는 것이 중요합니다. 시판되는 제품 중에는 캐리어 오일을 희석하거나 품질이 나쁜 것도 있습니다. 또 포푸리(방향제)용 오일 같은 합성향료가 들어있는 것도 있습니다. 반드시 100% 순수한 천연제품을 구입하는 것이 좋습니다. 또한 에센셜 오일의 변질을 방지하는 차광성이 좋은 용기에 들어있어야 하며, 라벨에 적혀있는 유효기한에도 주의를 기울여 구입해야 합니다. 변질을 초래하는 무색의 병이나 플라스틱 병, 내용 성분이 명기되지 않은 것은 될 수 있으면 피하는 것이 좋습니다.

또 가정에서는 어린아이가 마시는 사고를 막기 위해 드롭 디펜스(유아가 간단히 열 수 없도록 뚜껑에 장치가 되어있는 것-역자 주)가 달린 병이나 가운데에 드롭퍼가 확실히 달려있는 병을 추천합니다.

구입할 때에 이러한 주의사항을 반드시 지켜야 하는 이유가 있습니다. 예를 들면 무색의 병에 들어있어서 변질, 산화한 레몬그라스 오일은 항균성이 거의 없습니다. 산화가 진행된 레몬 오일이나 파인 오일 등은 변질에 따라 접촉 알레르기를 일으키는 물질로 변해버리는 경우도 있습니다.

또 에센셜 오일 중에는 버가못 오일처럼 광독성을 갖는 버갑텐(bergapten)이라는 성분을 포함하는 것이 있어서 에센셜 오일 치료 후, 12시간 동안은 피부를 햇빛에 노출해서는 안 되는 것도 있습니다.

과거 외국의 데이터에 의하면 에센셜 오일을 경구투여 했을 때에는 마사지 등 피부에서 흡수할 때에 비해 약 10배에 달하는 고농도로 혈류에 들어가 소화기의 점막을 자극합니다. 따라서 유아의 손이 닿지 않도록 안전하고 햇빛이 닿지 않는 냉암소에 보관하되, 구입 후 1년 이내(될 수 있으면 6개월 이내)에 사용해야 합니다.

여러분이 매일 마시는 커피도 한번에 150잔정도 마시면 죽음에 이릅니다. 그렇듯, 아로마테라피 에센셜 오일도 사용 방법을 지키면 몸과 마음에 쾌적한 효과를 주지만, 대량으로 섭취하거나 용법을 지키지 않는다면 독이 될 수도 있습니다.

이상으로 에센셜 오일을 구입할 때 주의할 사항을 정리해보면,
1) 에센셜 오일은 100% 순수한 천연제품을 산다.
2) 차광성이 있는 용기에 담긴 것으로, 드롭 디펜스가 부착되었거나 중간 뚜껑에 드롭퍼가 달린 안전성이 높은 것을 선택한다.
3) 제품 설명서, 주의 사항 등이 명시되어있는 것을 선택한다.
4) 스포이드는 부식을 피하기 위해 실리콘 제품을 고른다.
5) 에센셜 오일은 구입 후 6개월 이내, 늦어도 1년 이내에 사용한다.
6) 에센셜 오일은 냉암소에 보관하여 변질되지 않도록 한다.
7) 어린이 손길이 닿지 않는 안전한 곳에 보관한다.

Part 02 ─────

에센셜 오일을
추출하는 방법과
사용상 주의할 점

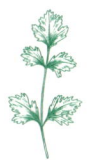

에센셜 오일은 크게 나누면 다음의 4가지 방법으로 추출합니다.

(1) 수증기 증류법

식물을 넣은 용기에 수증기를 쏘여 이 증기를 모아서 냉각시킵니다. 그러면 물과 오일로 나뉩니다.

(2) 압축법

자몽 등 과일 껍질에 포함되어있는 에센셜 오일은 기계나 손으로 압축하여 추출합니다.

(3) 냉침법(앙플라제)

로즈나 자스민 등 주로 꽃잎으로부터 에센셜 오일을 추출할 때 사용하는 방법입니다. 지방이나 식물성 기름을 바른 틀 위에 꽃을 놓고 그 지방이나 식물유에 스며든 오일을 나중에 분리해서 순도 높은 에센셜 오일을 추출합니다. 이렇게 추출한 오일은 수증기 증류법으로 얻는 것보다 품질이 좋기 때문에 고가입니다.

(4) 분해법

몰약 등 고무나 수지계의 오일을 추출할 때에는 알코올 등 휘발성 용제를 사용할 때가 있습니다.

이상과 같은 방법으로 추출한 에센셜 오일은 농축된 유효성분으로 이루어져 있기 때문에 결코 원액인 채로 사용하지 마세요.(예외로 라벤더 오일 등이 있지만, 대부분의 에센셜 오일은 원액을 그대로 사용하면 자극이 심합니다.) 그러므로 캐리어 오일에 희석하여 마사지를 하는 등 피부에 바를 때에는 반드시 주의사항을 지켜야 합니다. 그리고 희석된 오일이라도 점막에 닿는 것은 피해주세요.

또 아로마테라피를 숙지하고 있는 의사의 처방이 없는 한, 결코 음용해서는 안 됩니다. 에센셜 오일은 프랑스에서는 의약품과 같이 취급되고 있고, 특히 음용에 관해서는 일본의 경우 극히 소수의 아로마테라피를 숙지한 의사만이 취급하고 있습니다. 전문의의 지도가 없는 음용은 결코 해서는 안 됩니다.

사용상의 주의사항

* 에센셜 오일은(라벤더 등 극히 소수의 에센셜 오일을 제외하고는) 결코 원액상태로 피부에 닿지 않도록 할 것. 또 희석한 것이라도 반드시 사용 전에 각 에센셜 오일의 주의사항을 읽어 둘 것.
* 오일에 따라 광독성이 있는 것도 있으므로 반드시 사용 전에 각 에센셜 오일의 주의사항을 읽어 볼 것.
* 에센셜 오일은 의사의 처방이 없는 한 결코 민간요법 차원으로 내복하지 말 것.
* 에센셜 오일로 마사지할 때는 캐리어 오일과 혼합하여 농도를 지켜 사용할 것.

Part 03

아로마테라피 방법

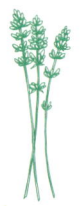

"그러면 구체적으로 에센셜 오일을 어떻게 사용하면 좋을까요? 각 증상별로 에센셜 오일을 선택해서 여러 가지로 사용해 봅시다."

예를 들면 숙면을 취하지 못해 피부가 거칠어졌을 때 라벤더를 선택한다고 합시다. 먼저 라벤더 오일 12방울 중 절반인 6방울을 스위트아몬드 오일 30cc와 섞어 마사지 오일을 만듭니다. 남은 4방울은 욕조에 넣어서 아로마 목욕을 합니다. 마지막으로 남은 2방울은 손수건에 스며들게 하여 베개 밑에 넣고 자면 됩니다.

이렇게 다양한 용법을 기억해두면 하나의 에센셜 오일로 여러 가지를 할 수 있어 매우 편리합니다.

간호할 때에는 병을 치유하기 위한 실내 방향 방법이 매우 도움이 됩니다.

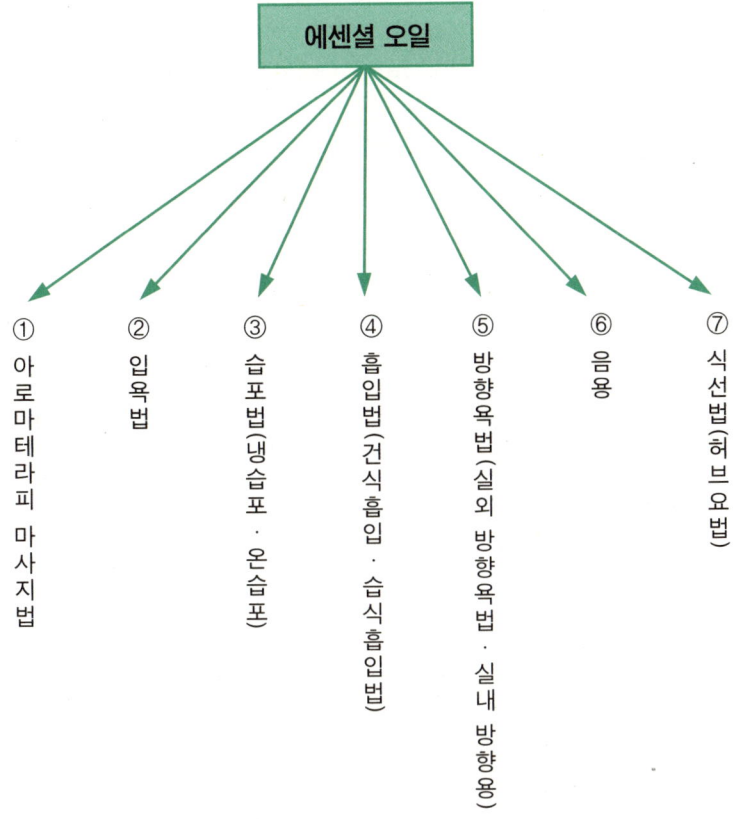

[그림14] 아로마테라피 방법

아로마테라피에는 [그림 14]와 같이 크게 나누면 7종류의 방법이 있습니다.

[그림 15]는 일곱 가지 아로마테라피 방법에 대한 그림 설명입니다. 이 중 ①번의 부드러운 마사지 방법부터 이야기하겠습니다. 이 방법은 암으로 고생하는 분들과 간호하는 분들 사이에 커다란 마음의 교감을 이룰 수 있는 방법이기도 합니다.

[그림15] 아로마테라피 방법(도해)

1) 부드러운 마사지

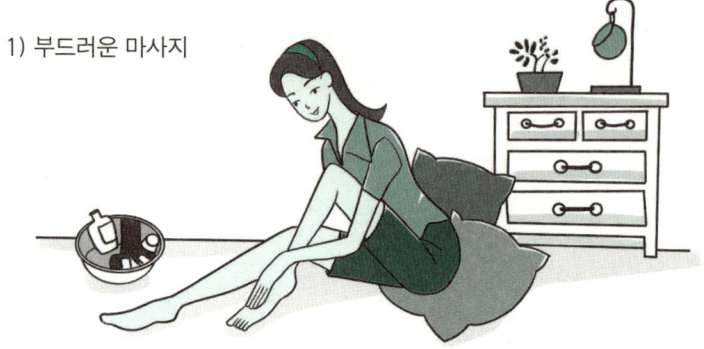

2) 방향입욕(목욕)

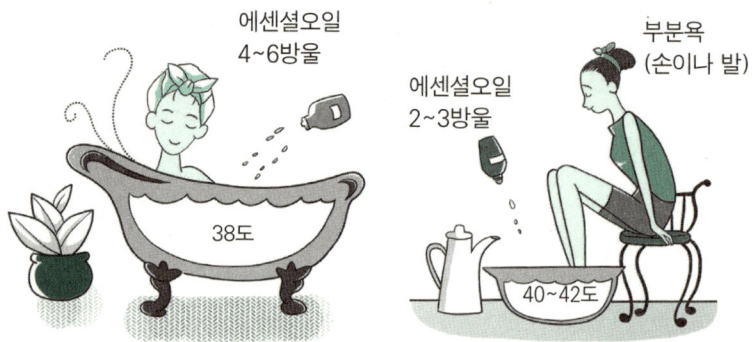

3) 습포법

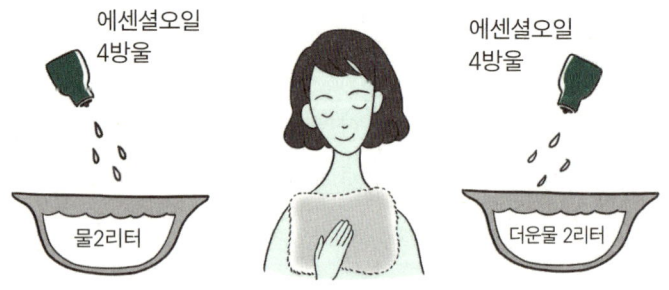

타월을 가볍게 짜서 사용한다.

4) 흡입법

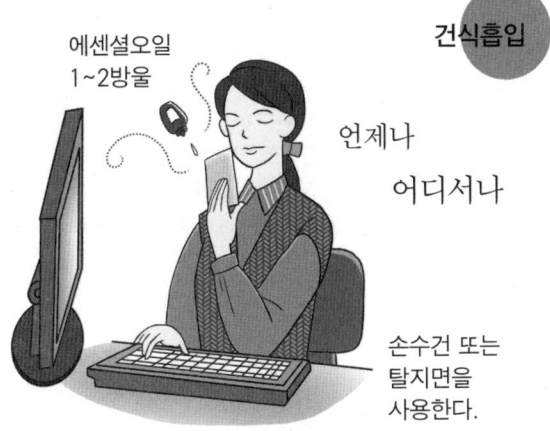

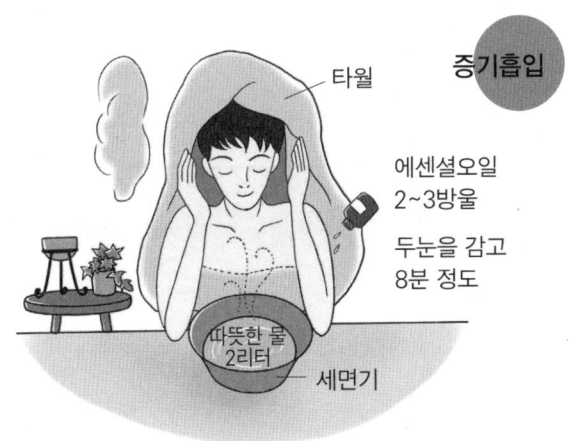

5) 방향법

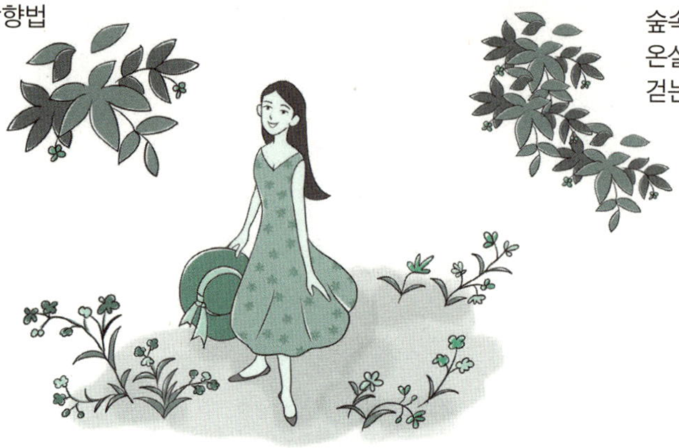

숲속 꽃밭
온실 속을
걷는다.

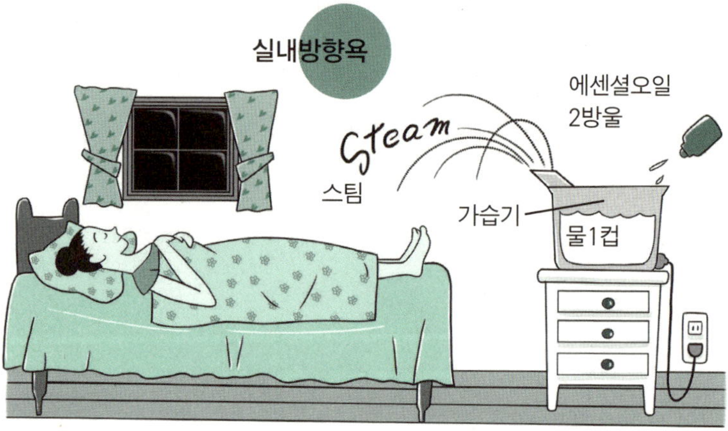

실내방향욕
에센셜오일
2방울
Steam
스팀
가습기
물1컵

6) 음용

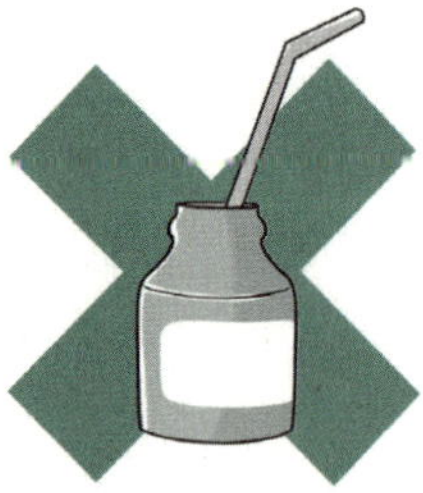

전문의 처방이 없는 한 마사지 말 것.

7) 허브식선법

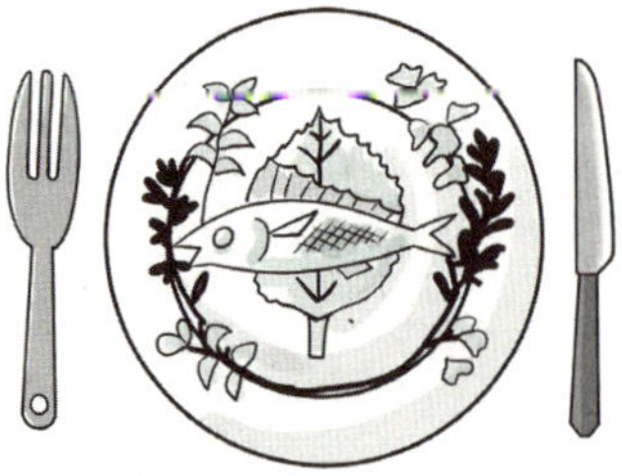

허브요리

암을 예방하는 식이요법을 한다.

혼자 마사지할 때 우리는 자신의 몸을 만지는 것만으로도 스스로에 대한 생명의 존엄성이나 사랑을 느낄 수 있습니다.

암에 걸리면 그 누구보다도 환자 본인이 가장 고통스러울 것입니다. 아로마테라피 마사지법은 찜질 효과도 있을 뿐만 아니라 몸과 마음을 이완되게 해주어서 '해방감', '편안함', '행복감'을 얻을 수 있게 합니다.

지금까지는 의료 보조요법으로서 아로마테라피 마사지법에 대해 찬반양론이 있었습니다. 일부 의료관계자는 마사지하는 것을 반대하기도 합니다. 그것은 지압이나 정체 요법 같이 강한 압력으로 환부를 누르는 것에 대한 염려 때문입니다. 또한 림프의 흐름과 암과의 관계도 생각하기 때문입니다.

근래, 영국의 로버트 티서랜드씨를 포함하여 저명한 아로마테라피스트들과 의료 종사자들 사이에서는 주의사항(환부에 닿지 않게 할 것, 마사지 방법 등)을 지키면 오히려 아로마테라피 마사지법은 암 환자의 면역력을 높이고 긴장에서 벗어나는 깊은 이완을 통해 희망을 높여주는 중요한 요법이라는 의견이 나오고 있습니다.

또 런던을 비롯한 유럽 각지의 병원에서는 아로마테라피 치유가 계속 수용되고 있습니다. 환부를 강하게 압박하는 마사지나 림프액의 흐름에 따라 쥐어짜는 듯한 에스테틱류의 마사지는 아로마테라피의 입장에서 바라볼 때 바람직하지 않습니다.

암의 환부와 그 주변은 손을 올려놓기는 해도 누르거나 문질러서는 안 됩니다. 그것은 오히려 환부에 자극을 주어 역효과가 납니다.

그렇기 때문에 암 환부를 만질 경우에는 살짝 손을 얹어 놓는 정도로 해야 하며 직접 환부를 자극하는 일은 피해야 합니다.

여기에서 말하는 마사지는 암 환부를 제외한 전신 피부를 대상으로 하고 있습니다. 또 어디까지나 마사지는 부드러운 터치로 힘을 가하지 않고 미끄러지듯이 천천히 해야 합니다. 특히 잦은 수면 상태에 있는 분의 경우에는 손가락, 발가락 하나하나까지 정성을 기울여 마사지합니다.

60조나 되는 온몸의 세포 중에 아주 극히 일부분에 암 세포가 생겼을 뿐입니다. 그러므로 다른 많은 정상적인 세포들 하나하나에게도 위로와 평온함을 주는 기분으로 마사지합니다.

피부는 신체 중에서 가장 중요한 기관이라고 말할 수 있습니다. 내장의 거울이라고도 할 수 있습니다. 그러나 75kg정도의 체중을 가진 사람의 전신을 덮는 피부는 불과 3kg도 되지 않습니다.

이 피부의 표피를 통해서 에센셜 오일은 우리 신체 내부에 받아들여집니다. 또한 만짐을 통해 마음의 교감이 이루어지고 환자 스스로 삶에 대한 희망과 힘을 발견할 수 있게 됩니다.

몇 년 전에 읽은 어느 소설 중에 자궁암에 걸린 아내가 병문안을 온 남편에게 부탁하는 말 한마디가 생각납니다. 암 투병 마지막 과정에서 아내는 남편에게 "안아줘요."라고 속삭이듯 말합니다. 여러분은 어떤 느낌이 드십니까?

저는 이때 새삼스레 우리는 언제 어느 때라도 따뜻하게 피가 통하는 인간이라는 것을 깨달았습니다.

아로마테라피의 부드러운 마사지는 암 환자만이 아니라 간호를 하는 분에게도 마음의 위로와 사랑과 행복이라는 공감을 얻을 수 있게 해주는 효과적인 방법이라 생각합니다.

실제로 암을 앓고 있는 분들에게 마사지를 해드리는 과정에서 저 자신도 매우 행복했던 순간을 적지 않게 경험했습니다.

마사지를 끝내고 나면 환자분이 그대로 잠들어버리는 경우가 있습니다. 평화롭게 잠든 얼굴을 볼 때나 "너무 행복해."라고 말하며 미소 띤 채 저를 바라보는 바로 그 순간은 정말 가슴이 따뜻해지는 순간입니다.

이 마사지법에 대해서는 다른 요법과는 달리 제 5장에서 상세하게 서술하겠습니다.

다음은 두 가지 아로마 목욕법을 설명하겠습니다.

먼저 전신욕은 38도 정도의 미지근한 욕조 물에 좋아하는 향의 에센셜 오일을 4~6방울을 넣고 몸을 담그는 방법입니다. 증기가 된 에센셜 성분이 코나 피부로 들어가게 되어 몸이 따뜻해지며 쾌적해집니다. 좋아하는 향의 에센셜 오일을 넣으면 굳이 멀리까지 나가지 않더라도 가정에서 온천욕을 하는 기분을 만끽할 수 있습니다.

숙면을 취하지 못하는 분은 라벤더를 넣으면 어떨까요? 초조할 때는 카모마일, 우울할 때는 오렌지 등의 에센셜 오일을 필요에 맞게 나누어서 즐길 수 있습니다.

또 부분욕은 세면기 하나 정도의 따뜻한 물에 에센셜 오일 2~3방울을 넣고 손이나 발 부분만을 따뜻하게 하는 방법입니다. 입욕할

101

수 없는 분들에게 매우 기분 좋아지게 하는 방법입니다. 병상에서 일어날 수 있다면 세면기를 준비해서 에센셜 오일을 2방울 정도 떨어뜨려 발만이라도 담그도록 해주세요. 발이 따뜻해지면서 몸과 마음이 함께 평안해집니다.

③번에서 온습포법은 세면기에 따뜻한 물 2리터와 에센셜 오일 4방울을 넣고 젖은 수건을 만듭니다. 이것을 몸의 한 부분에 대고 램프를 씌워 따뜻하게 합니다. 발이 부어올랐을 때 사이프러스 등을 넣은 온습포법을 사용하면 매우 기분이 좋아짐을 느낄 수 있습니다.

냉습포법의 경우 역시 세면기에 물 2리터를 넣고 에센셜 오일을 떨어뜨린 다음 수건을 적셔 짠 후 몸의 일부에 댑니다.

④번의 흡입법은 향기를 코로 직접 흡입하는 방법입니다. 건식 흡입법은 좋아하는 향의 에센셜 오일 1~2방울을 손수건이나 솜에 적셔 그때그때 기분에 따라 맡는 방법입니다. 이것은 향기를 통해 기억을 해내는 효과(프루스트 효과라고 불린다)를 이용한 직접적인 방법으로서, 프랑스 작가 마르셀 프루스트의 소설 『잃어버린 시간을 찾아서』의 내용 중, 주인공이 마들렌의 향기를 맡고 자신의 잃어버렸던 과거를 생각해내는 장면에서 고안된 방법입니다.

지금까지 살아오면서 좋은 추억이나 좋아하는 것과 직접 관련되었던 향의 에센셜 오일을 손수건에 1~2방울 떨어뜨립니다. 그리고 병원의 대합실 등에서 대기할 때, 진찰 전에 꺼내어 맡고 눈을 감으면 마음이 훨씬 안정됩니다.

또 장어를 좋아하는 사람이 장어 굽는 냄새를 맡으면 타액이 분비되듯이 향기는 직접적으로 식욕이나 성욕 등 우리들이 살아가는 힘(생명력)에 작용합니다. 어떤 특정한 냄새를 맡으면 무의식적으로 타액이 나오는 것과 같이 우리는 어떤 향기에 조건반사적으로 작용할 수 있습니다. 즉, 좋아하는 향기나 그때그때 반응하는 효과가 있는 향기를 찾아 생활 속에서 사용함으로써 자신의 심신을 컨트롤할 수 있습니다.

습식 흡입법은 세면기나 컵에 따뜻한 물을 담아 에센셜 오일 두세 방울을 넣은 다음 큰 수건을 적셔 머리부터 덮어 쓰고 향기를 깊게 들이마시는 방법입니다.

이들 흡입법은 그림 5)번의 방향욕법의 한 종류인데, 옆에 있는 향기를 끌어당겨 호흡하는 방법으로서 별도로 설명하겠습니다.

그림 5)번의 방향욕법은 여러분이 아시는 삼림욕과 같습니다.

옥외 방향욕은 숲이나 공원의 신록 속에서 대자연의 향기를 전신으로 받아들이면서 걸어보는 방법입니다.

삼림휘발성 물질의 하나인 알파 피넨에는 최근에 림프구의 생산을 촉진하고 면역 기능을 높이는 작용이 있다고 밝혀졌습니다.

어릴 적 맨발로 숲 속을 뛰어놀았던 경험이 있으신가요?

만약 가능하다면 신발을 벗고, 양말도 벗고, 맨발로 흙길을 걸어보세요. 크게 심호흡을 하고 가끔 눈을 감아보세요. 자연과 내 몸이 하나가 되는 것을 실감할 수 있을 겁니다.

여러분의 발밑에서부터 지구인 대지의 기운이 느껴지십니까? 우리를 둘러싼 자연의 기운은 향기와 함께 우리 모두를 치유하고 사랑하고 있습니다. 몸 상태가 좋은 맑은 날에는 가까운 숲 속으로 나가 봅시다.

다음으로 실내 방향욕을 말씀드리겠습니다. 이것은 실내에서 아로마 램프 등의 향로를 이용하여 방안에 향기를 퍼뜨리는 방법입니다.

런던의 병원에서는 수면제 대신에 라벤더 향기를 실내에 퍼뜨리자, 환자들의 야간 의식장애 등이 없어지고 숙면을 취하게 되었다고 합니다.

한 잔의 물에 에센셜 오일 한 두 방울을 떨어뜨려 난방기구 위에 올려놓고 가습기처럼 방에 향기를 퍼뜨립니다. 또 시판하는 아로마 램프를 사용할 수도 있습니다. 병상에 있는 분에게는 삼림이나 꽃 향기에 둘러싸여 있다는 것은 더할 나위 없는 평안함일 것입니다.

그림 6)번의 음용하는 것은 프랑스의 아로마테라피를 도입한 의사들이 약 처방으로 일부 사용하고 있는 방법입니다.

일본의 경우 아로마테라피를 전문적으로 배운 일부 의사의 처방 이외에는 실시할 수 없습니다.

에센셜 오일은 식물로부터 추출한 100배 이상 농축된 오일이며, 몇 천 년에 걸쳐 의약품이나 화장품으로 사용되어 왔습니다. 그리고 에센셜 오일의 성분은 화학식에도 나타납니다. 각각 다른 100종류가 넘는 화합물이 섞여있습니다. 그래서 약효와 동시에 독성도 지니고 있습니다. 마사지나 입욕, 또는 다른 방법에서 반드시 몇 방울이라는 지시가 적혀 있는 것은 여러분을 지키기 위함입니다. 앞에서도 언급했지만 에센셜 오일을 경구 투여할 때에는 마사지 등으로

경피 투여(피부에서 흡수 되는 것)했을 때보다 약 10배 높은 농도로 혈류에 들어갑니다. 그렇기 때문에 마실 때에는 반드시 의사의 전문적 처방을 받고 나서 해주세요.

그림 7)번의 허브식사법은 허브요법이라고도 합니다. 여러분은 초조할 때에 카모마일 차를 마심으로써 안정되기도 하고, 페퍼민트로 상쾌해지기도 한 경험이 있으시지요?

그렇습니다. 차나 음식물 중에 포함되어있는 항암작용이나 면역력 강화 등, 여러 가지 작용을 하는 성분을 취하는 것으로 체질개선과 함께 암에 걸리지 않는 건강한 몸으로 돌아갈 수 있습니다.

저는 약선이나 자연식의 관점에서 이 허브식사요법을 여러분에게 권합니다.

미국 국립암연구소의 데이비드 소장은 '암은 치료하기 쉬운 만성병의 하나'라고 말합니다.

또 일본에서는 의학박사 키누카와 하야미씨 등 아로마테라피, 특히 허브요법과 암 관계에 대해 자세히 연구하는 분들도 있습니다.

키누카와씨에 의하면 허브티 중에는 항암작용이 있는 것이 있고 실제로 말기 암으로 아무 것도 목으로 넘길 수 없던 환자가 허브티를 계속 맛있게 마시고 있다고 합니다.

실험에 의하면 항암, 억제 효과가 높은 말린 허브에는 페퍼민트, 클라리세이지, 로즈 등이 있고 중간 정도로 높았던 것은 히비히커스, 로즈힙, 낮은 것으로는 카모마일 등이 있다고 합니다.

또 여러분이 매일 드시고 있는 향료 중에도 암 억제 효과가 있습니다. 고사리, 펜넬, 인삼, 오레가노, 붉은 깻잎, 바질, 세이지, 페퍼민트 등입니다. 또 카레 분말 속에 들어있는 터메릭(강황)도 암 억제 효과가 입증되었습니다. 깻잎도 항암작용이 있습니다.

녹차도 허브티와 마찬가지 효과가 있습니다. 최근 화제가 되고 있는 카테킨 성분 등은 항암작용이 있고, 실제로 녹차를 마심으로 식도암 발생을 억제하는 효과가 있는 것으로 보고되고 있습니다.

새삼스럽지만 차를 마시거나, 식사할 때 허브를 먹음으로써 암 재발 억제효과를 높일 수 있습니다.

Part 04 ─────

에센셜 오일 블렌딩

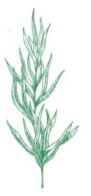

이제 아로마 오일을 블렌딩하여 마사지를 해봅시다.

먼저 에센셜 오일은 그냥 사용하면 피부에 자극이 너무 강하므로 반드시 캐리어 오일에 섞어서 가볍게 사용합니다. 캐리어 오일 자체에도 비타민이나 미네랄이 들어있어 보습력도 우수할 뿐만 아니라 피부 침투성이 매우 높습니다.

캐리어 오일의 종류

① 스위트아몬드

비타민, 미네랄, 오레인산을 포함하고 있어 전신 마사지용으로 최적의 오일입니다.

② 호호바 오일

침투력이 뛰어나 피부를 촉촉하게 하여 화장품의 기초재료로 쓰이고 있습니다. 전신용 마사지에 사용합니다. 호호바라는 식물의 오일입니다.

③ 밀싹 오일

비타민을 풍부히 포함하고 있어 혈액순환을 촉진해줍니다. 다른 캐리어 오일에 10% 정도 희석하면 보존역할을 합니다. 끈적거리는 느낌이 있으므로 다른 오일과 희석하는 데에 최적입니다.

④ 달맞이꽃 오일

염증을 진정시켜 항알레르기에 좋습니다. 다른 캐리어 오일에 15% 정도 희석해서 사용하면 좋으며, 호르몬 분비 조절작용도 합니다.

⑤) 로즈힙 오일

리놀산, 리놀렌산이 포함되어있으며 피부세포 재생을 촉진하는 작용을 합니다. 다른 캐리어 오일에 10% 정도 섞어서 사용합니다.

⑥ 아보카도 오일

비타민류를 포함하여 영양가가 높은 스킨 오일입니다. 진한 그린 색을 띠고 있으며 다른 캐리어 오일에 10%정도 희석해서 사용합니다.

⑦ 캐롯 오일

콩 오일 등 식물성 오일에 당근을 재어서 만든 오일로, 비타민 A를 많이 포함하고 있으며 상처 난 피부를 재생하고 보호해 줍니다. 짙은 붉은 색을 띠고 있고 다른 오일에 5%정도 섞어서 사용합니다.

⑧ 마카다미아너츠 오일

인간의 피부와 가장 비슷한 성분을 갖고 있으며 팔미톨레인산이나 비타민E가 들어있습니다. 피부의 염증을 진정시키며, 윤기를 더해 줍니다.

⑨ 카렌듈라 오일

식물성 오일에 금잔화(카렌듈라)를 이용하여 만든 오일로, 비타민A를 지니고 있으며 상처 난 피부, 혈관 점막을 회복시키고 보호합니다.

⑩ 세인트존스워드 오일

식물성 오일에 세인트존스워드를 넣어 만든 오일로 진정작용이 있으며 체내의 노폐물을 제거하는 작용도 있습니다.

⑪ 코코넛 오일

라우린산을 포함하며 선탠용 오일 등에도 사용되고 있습니다. 자외선 자극을 완화해줍니다.

⑫ 헤이즐넛 오일

팔미톨레인산을 포함하며 피부의 노화방지, 혈액, 림프의 흐름을 활발하게 합니다.

이들 캐리어 오일은 에센셜 오일이 피부에 더 잘 흡수되도록 도와줍니다.

마사지 오일 만드는 방법 〈전신용 1회분 10cc〉

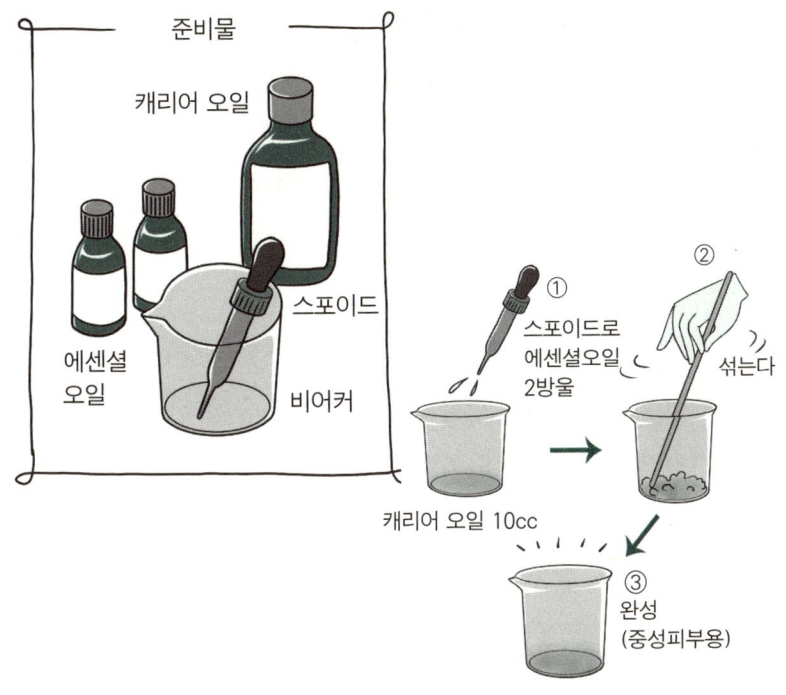

1% 마사지 오일
준비물(스포이드 2방울의 에센셜 오일/
캐리오 오일 10cc) 섞는다.- 완성!!

* 민감성 피부인 사람은 0.5% 마사지 오일을 만듭니다.
  즉, 10cc의 캐리어 오일에 에센셜 오일은 1방울만 넣습니다.
* 동양인은 보통 1~1.5% 농도로 만듭니다. (오일은 사용 전에 꼭 패치 테스트를 해보세요.)
* 1% 오일은 30cc 캐리어 오일 + 에센셜 오일 6방울입니다.

마사지 오일 만드는 방법

자, 그럼 여러분, 마사지 오일을 만들어 보실까요?

각각의 에센셜 오일과 특징의 장(제 7장)에서 환자분들의 증상에 맞추어 에센셜 오일을 선택한 후, 그것을 캐리어 오일(주로 여기에서는 스위트아몬드 오일이나 호호바 오일을 권하겠습니다)에 섞어 희석하면 간단히 완성됩니다.

민감성 피부나 알레르기 체질인 사람은 만든 오일 1방울을 팔꿈치 안쪽 등 민감한 부위에 발라 24시간 후 반응을 봅니다. 빨갛게 되거나 가렵거나 하면 사용한 오일이 체질에 맞지 않는 경우입니다. 그럴 때에는 다른 에센셜 오일로 바꾸거나, 또는 농도를 최소화하여 사용하는 것이 좋습니다.

캐리어 오일은 에센셜 오일과 섞여서 에센셜 오일의 농도를 묽게 하는 효과 외에 그 자체만으로도 비타민이나 오레인산 등 영양을 포함하고 있습니다. 품질보존기간은 냉암소에서 1년 정도입니다. 다만 로즈힙 오일이나 달맞이꽃 오일 같은 리놀렌산을 포함한 것은 산화하기 쉬우므로 6개월 안에 사용하는 것이 좋습니다.

암으로 고생하시는 분을 포함하여 일반인들도 사용하기 쉬운 추천할 만한 오일은 스위트아몬드 오일입니다.

스위트아몬드 오일은 런던 병원에서도 캐리어 오일로 사용하고 있습니다.

만약 처음으로 마사지 오일을 만드는 경우라면 스위트아몬드 오일이나 호호바 오일이 사용하기 편합니다.

5장

아로마테라피로 암 치유하기 II
〈마음가짐 편〉

Part 01 ─────

아로마테라피 마사지를 받는 사람의 마음가짐

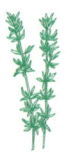

"자연치유력을 최대한으로 끌어 올리는 비결은?
아로마테라피 마사지에 들어가기 전에 가장 중요한 마음가짐에 대해서 이야기를 하겠습니다."

아로마테라피 마사지는 대자연의 에센셜 오일을 사용하여 마사지를 받는 분의 몸과 마음을 함께 치유하는 것을 목적으로 하고 있습니다. 병으로 고생하는 분을 치료함으로써 그분 스스로가 지니고 있는 자연치유력을 최대한으로 이끌어내는 것입니다.

사람은 다른 동물과 마찬가지로 대자연 속에서 태어나 생활하고 있습니다. 동물들은 병에 걸렸을 때 어떻게 할까요?

주변에 있는 풀을 먹는다든지, 동료들끼리 서로 몸을 핥아주는 등

약해진 동료나 가족을 위한 행동을 합니다.

　최근에는 방송매체를 통해서 이러한 동물들의 치유실태를 볼 수 있는데, 예전에는 사람도 대자연과 가족들로부터 위로를 받으며 몸과 마음이 동시에 약해졌을 때는 가만히 움직이지 않고 편안히 쉬며 환부를 치유하고, 자신이 갖고 있는 자연치유력으로 서서히 회복해 갔습니다.

　암으로 고생하는 분들은 암을 치유하는 힘의 근원은 본래 자신의 내부에 있다는 것을 믿으셔야 합니다. 예를 들어, 테라피를 받고 있다 해도 그것은 자신의 회복력을 도와주는 하나의 수단에 지나지 않습니다.

　아로마테라피 마사지를 받는 것 역시 당신의 체내에 태어날 때부터 깃들어 있는 생명력을 높이는 것입니다. 마음으로 건강해지고 싶다는, 체내의 밸런스를 되찾고 싶다는, 당신 자신의 무의식 속의 생명력을 높이는 작업입니다.

　그러기 위해서는 마사지를 받는 분이 마음을 편안히 하고 외부를 향해 마음을 열어놓는 것이 바람직합니다.

　아마 이 책을 읽고 있는 암을 앓고 있는 분이나 암에 한번 걸렸던 분들 중에는 어떻게 그런 마음이 들 수 있겠냐고 말씀하시는 분도 계시리라 생각합니다.

　실제로 지금 통증이나 불면 등 여러 가지 증상으로 고통 받고 있는 경우라면 더욱더 그런 마음상태는 될 수 없다고 생각하시겠지요.

　왜냐하면 자신의 현재 상태는 자신밖에 알 수 없기 때문입니다.

자신의 아픔이나 고뇌나 괴로움은 모두 자신 안에서 솟아나오는 것입니다.

지금 자신의 내면으로 눈을 돌려보세요. 그리고 먼저 현재 있는 그대로의 마음이나 몸의 상태를 받아들여 보세요. 될 수 있는 한 감사하고, 무언가 가슴 속에 갈등이나 응어리가 있다면 암 세포와 함께 모두 체내에서 소멸되어가는 이미지를 그려주세요. 다른 통증이나 부종 등 신체의 불쾌한 증상에 대해서도 마찬가지로 상상해주세요.

여기에서 영국의 한 카운셀링 방법을 소개해드리겠습니다.

예를 들면 자신의 위속에 암이 있다고 가정합시다.

우선 그 암 세포가 있는 상태 그대로 자신의 몸 전체를 인정하고 받아들입니다. "내 몸은 암에 걸려 정말 대책이 없어."와 같은 결코 부정적으로 자신을 몰아가지 않아야 합니다. '수용한다'는 것은 "위에 암이 있지만 지금은 그 암과 공존하며 나의 몸 전체가 살고 있다."라고 조용히 받아들이는 마음가짐입니다.

다음으로 여기에 감사의 마음을 포함합니다. "암이 몸속에 있는데도 내 몸의 다른 세포들은 함께 밸런스를 맞추어 이렇게 나를 살리고 있다. 아! 지금 느끼고 있는 통증이나 불쾌감조차 내 자신이 지금 살아있다는 증거다. 이것을 극복하면 지금 보다 훨씬 좋아질 것이다. 정말 감사하다."라고 생각해 봅니다.

지금 당신은 무엇에 구애받고 있습니까? 가족의 일이나 장래 문제, 다른 사람으로부터 들었던 비난이나 과거의 일 등이 당신을 붙

잡고 있습니까?

　마음속에 걸려있는 '응어리'라는 말뚝을 하나하나 스스로의 손으로 뽑아 밖으로 천천히 버리십시오.

　과거에 관한 후회도 미래에 대한 염려도, 지금 마음상태를 긍정적으로 수용할 수 있는 기분이 된다면 이제 그것은 치료로 가는 첫 걸음이 될 것입니다.

　과거는 되돌릴 수 없는 영화필름과도 같습니다. 또한 미래는 현재 지금이라는 이 순간의 연장선상에 있습니다. 그렇다면 당신이 지금 살고 있는 이 순간을 받아들일 수 있다면 이제부터는 당연히 행복해질 수 있습니다.

　그리고 당신의 마음이 평화롭다면 당신 주변 사람들도 점차로 행복해져 갈 것입니다.

　자신의 지금 상태를 솔직하게 받아들이고 과거의 자신, 미래의 자신, 주변 사람들, 가족, 간병해주는 분 모두에게 감사하는 마음으로 다가가 봅시다.

　그리고 미래의 자신을 향해 머리에 떠올릴 수 있는 한 지금보다도 건강하고 밝으며 행복한 모습을 상상해주세요.

　암에 대해서도 최근에는 급속도로 치료법이 향상되고 있습니다. 아로마테라피도 그 중 하나의 요법입니다.

　제가 왜 아로마테라피 마사지를 받기 전 이러한 내면의 일을 언급하느냐면 마음 속 에너지는 곧 자신의 생명에너지이기 때문입니다. 그 에너지의 사용방법에 따라 당신의 자연치유력을 최대한 끌어

낼 수 있기 때문입니다.

"이제 어찌 되던 상관없다."라고 생각한다면 그러한 인생이 되겠고 그러한 육체를 만들어 갑니다. "행복하고 감사하다."라고 생각하면 그러한 인생이 되고 그러한 육체 상태가 됩니다.

이에 대해 조금 더 상세하게 말씀드리겠습니다.

이 마음이라는 '눈에 보이지 않는 것'과 몸을 포함한 '눈에 보이는 것'의 존재에 대해 제 나름대로 이야기를 해보겠습니다.

마음으로 생각한 것이 몸으로 나타난다

우리의 마음과 몸은 어떤 관계일까요? 눈에 보이지 않는 마음의 움직임은 몸에 순간적으로 나타납니다.

당신이 매우 좋아하는 사람과 만났다고 생각해보세요.

반갑다는 생각이 들며 자연스레 미소를 지었던 경험이 있으시지요?

당신 마음이 "반갑다"라고 느끼는 것이 먼저이고, 당신의 얼굴이나 전신의 세포는 그 기쁨을 형태로 드러내어 밖으로 표현한 것입니다. 즉 눈에 보이지 않는 마음의 움직임이 먼저이고, 눈에 보이는 형태가 만들어지는 것은 나중입니다. 우리의 마음과 몸은 정말로 밀접한 관계에 있습니다.

매일 슬픈 일만 생각하고 있으면 긴 세월 동안 미간에 주름이 지고, 얼굴에는 마음의 슬픔이 나타나 형태를 이루고, 보기만 해도 비참한 모습으로 바뀝니다.

마음속의 상태나 생각하는 것은 이렇게 우리 육체의 세포나 조직에 하나하나 영향을 미쳐 형태가 되어 나타납니다.

마음과 몸의 관계에 대해서 다소 전문적이지만 좀 더 상세히 짚어보겠습니다.

마음으로 생각하는 것은 몸에 어떠한 영향을 미치는 것일까요?

아로마테라피가 주는 심리적 효과의 장에서도 조금 다루었지만, 마음상태는 신체의 면역력이나 호르몬계의 움직임에 즉각적으로 반영됩니다.

여기에 '눈에 보이지 않는 마음상태'가 '눈에 보이는 형태'로 몸에 나타납니다.

특히 최근에 뇌내 물질인 호르몬계의 분비나 조절 연구가 활발해짐에 따라 이러한 마음과 몸의 관계에 관해 많은 과학자나 의료연구자가 주목하고 있습니다.

스트레스를 받는다는 것은 마음이 불안이나 공포, 분노, 염려, 슬픔에 쌓여있는 상태를 말합니다.

그러면 그 마음 상태나 그려진 상황은 시상하부에서 부신피질 자극 호르몬이나 방출 호르몬(CRF 또는 CRH)을 내보냅니다. 부신피질 자극 호르몬(ACTH)는 부신피질을 자극하여 부신피질 호르몬을 내보냅니다.

이 부신피질 호르몬 중에는 성 호르몬이나 코르티졸 같은 당대사에 관계하는 호르몬이나 알도스테론 등 수분대사에 관계하는 호르몬이 있습니다.

그러면 이 코르티졸에 대응하는 림프구를 만드는 림프조직을 응축시키는 움직임이 있습니다. 즉 면역반응을 관장하는 림프구의 수가 감소하므로 저항력 저하를 초래합니다. 또 코르티졸은 혈중 포도당을 높여 긴급 상황에 '싸울 것인가, 도망갈 것인가.'를 관장하는 교감신경과 함께 작용합니다.

스트레스를 받는다는 것은 이처럼 먼저 마음이 외부자극을 스트레스로 받아들이는 것에서부터 시작됩니다. 이 마음의 움직임은 지금 말씀드린 것처럼 곧 몸에 나타납니다.

어릴 적 밤에 혼자서 화장실에 갈 때, 또는 '유령의 집' 같은 곳에서의 경험을 떠올려 보세요. 마음의 공포는 곧 몸에 나타나 교감신경이 자극을 받고 코르티졸과 함께 무서운 유령과 대항해 싸우기 위해 혈당치가 올라갑니다. 그리고 교감신경의 아드레날린이 작용해서 심장은 두근거리고 눈동자는 날카로워지며 동공은 확대되고, 유령이라는 적과 싸우거나 도망갈 때 상처를 입어 피를 잃지 않기 위해 심장 이외의 혈관을 수축시킵니다. 그 때문에 외부에서는 전신의 털이 곤두서고 핏기가 사라진 것처럼 창백해집니다.

그러면 이 상태가 쭉 계속된다면 어떻게 될까요?

장기적인 스트레스 상태 아래에서 코르티졸은 정신의 활성화에 중요한 뇌내 기관인 해마 세포를 점점 사멸시킵니다. 해마는 기억에 관계하는 중요한 기관입니다. 장기간 코르티졸의 혈중농도가 높으면 해마가 점차로 작아지기 때문에 기억력도 저하됩니다. 또 우울증도 발생합니다.

이처럼 오랜 기간 지속적으로 스트레스를 받으면 부신피질 호르몬이 계속해서 분비되어 교감신경은 계속 자극을 받고 언제나 눈에 보이지 않는 유령에게 협박당하는 신체상태가 지속됩니다. 그러면 부신피질에서 충분히 호르몬이 나오지 않게 되어 몸이 약해지고 면역기능이 저하되어 병에 걸리게 되며, 반대로 너무 호르몬 작용이 강하면 알레르기가 되기도 합니다.

아로마테라피 마사지를 받을 때 지금까지 스트레스라고 느꼈던 것을 털어버리고 이완된 기분이 된다는 말씀에는 이러한 의미가 있습니다.

지금 여러분은 어떠한 상태입니까?

암에 걸린 몸을 치료하기도 하고 화학요법을 받고 난 후의 몸을 치유하기도 하고 재발이나 전이를 막기 위해 체내의 면역력을 높이는 상태에 있을 것이라 생각합니다.

지금의 일상생활을 마치 긴급 상황 하에 있는 것처럼, 마음속에 보이지 않는 '유령'이라는 염려나 불안을 스스로가 만들어서는 안 됩니다.

면역력이나 자연치유력을 높이기 위해서는 여유 있는 휴식시간이나 행복한 시간을 보내는 치유의 시간이 필요합니다.

우리 몸은 에너지체

이러한 치유의 시간에 부교감신경이 활동하여 심장은 천천히 뛰고 위장은 소화흡수를 위해 부지런히 움직이며 전신의 혈관이 확장되고 몸 구석구석의 세포까지 영양분이 보내어져 체내 면역반응을 관장하는 단백질로 만들어지는 호르몬을 포함한 체내 에너지가 합성됩니다.

마음이 몸에 영향을 미치는 것, 아로마테라피 마사지를 할 때에 심리상태가 생리학적으로도 중요하다는 것을 얼마나 이해하셨는지요?

확실히 마음이라는 눈에 보이지 않는 상태가 몸 세포나 장기 하나하나에 형태가 되어 나타납니다.

마지막으로 이 '눈에 보이지 않는 것'이 '눈에 보이는 것'에 어느 정도 영향을 미치는지를 이야기해 봅시다.

여러분은 물질은 분자로 되어있고 그 분자를 구성하는 원자, 그 원자를 구성하는 가장 작은 단위의 소립자라는 말을 들어본 적이 있으신가요?

『양자의식』의 저자 스티븐 워린스키 박사는 이 소립자는 '파동 에너지'라고 주장합니다. 우리가 소립자를 관찰하려 의식하면 비로소 본래의 형태가 없는 파동 에너지가 현실에 하나의 고체로 나타난다고 말합니다. 우주를 형성하는 가장 작은 단위의 소립자는 우리 몸의 최소단위이기 때문입니다. 그 소립자를 의식하는 우리 자신의 마음상태는 몸의 최소단위인 소립자에 영향을 미칩니다.

즉, 마음이 향하는 방향이 점차로 세포나 몸 전체에 모양으로 나타나는 것입니다. 웨인 W. 다이어 박사는 소립자와 소립자 사이에 있는 '공(空)'의 부분에 존재하는 것이 '사랑(愛)'이라는 에너지라고 말합니다.

또한 몸은 수소나 탄소, 질소의 원자나 많은 다른 원자의 집합체

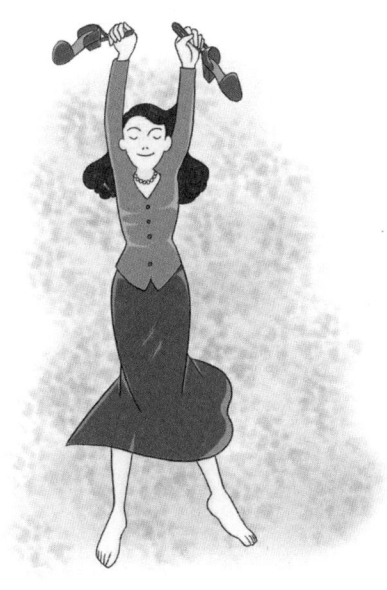

로 구성되고 있습니다. 소립자는 서로 거리를 늘 일정하게 유지하거나 변화시킵니다. 이것이 60조 개의 전신 세포를 만들고 조직을 구성하고 밸런스를 유지하여 숨 쉬고 있습니다. 체내의 혈액성분 하나를 보아도 지구의 해수 성분과 닮아 있고 이처럼 몸은 실로 이 지구상의 원자로 되어있으며, 우주의 광선, 특히 태양광선에 의해 유지되고 있습니다.

눈에 보이지 않는 태양의 빛이나 공기. 이렇게 눈에 보이지 않는 것에 의지하여 살고 있는 우리의 몸. 그리고 체내에 있는 눈에 보이지 않는 에너지. 이것을 우리는 일반적으로 '기(氣)'라고 부릅니다.

최근에 이 '기' 에너지를 물리적으로 측정하려는 시도가 있었고, 아직도 측정할 수 없는 무언가가 더 있는 듯합니다.

소립자 사이의 '공'의 부분을 '사랑'이라는 '기'로 생각해보면 신체의 최소단위인 소립자를 포함하여 원자 사이, 분자 사이, 조직 사이를 흐르는 에너지가 정상적으로 쾌적한 상태를 유지하기 위해 끊임없이 일하고 변화하고 활동하여 최적의 상태로 움직여 갈 때, 우리는 그 에너지를 '사랑'이라는 '기'의 흐름에 의한 것이라고 느낍니다.

사람의 육체는 물질로 이루어져 있지만 그것을 살리고 있는 것은 명백하게 자신의 에너지입니다. 또한 그 '기'를 살리고 있는 것은 대기와 공기, 자연의 에너지와 더불어 우리 주변에 있는 눈에 보이지 않는 '사랑' 에너지입니다.

자연치유력을 높이는 아로마테라피 마사지

저는 여기에서 '사랑'이라는 '기'가 자연치유력을 가장 많이 높이는 것에 대해 다시 한 번 말씀드리고 싶습니다. 자신의 몸 세포 하나하나를 상처 입히는 것도, 치유하는 것도 자신 안의 마음 에너지입니다.

그러면 자연치유력을 최대로 높이기 위해서는 어떻게 하면 좋은지, 마음속으로 지금까지 묻어두었던 자신이 본래 지니고 있는 '사랑' 에너지를 솟아오르게 하기 위해서는 또 어떻게 하면 좋은지 정리해 보겠습니다.

하나는 지금의 상태를 있는 그대로 수용하는 것입니다. 가능하면 감사의 마음을 담아서 말입니다. 그리고 과거의 상태도 마찬가지로 받아들입니다. 그리고 미래를 지금보다도 행복하고 즐거운 상태로 그려봅니다. 지금까지 스트레스라고 느끼던 것이 있다면 그 원인을 알아내고 마음의 저항으로 박혀있던 것을 스스로 뽑아보십시오.

만약 이것이 어려운 분은 입으로 소리 내어, 또는 마음속으로 "고마워, 행복해."라고 속삭여 보세요.

이 두 마디의 말은 당신 마음속에 '사랑'이라는 에너지를 불러일으킵니다.

또 "고마워"라는 말은 주변 사람들과의 인간관계를 '사랑'으로 충만하게 하는 힘을 지니고 있습니다. 당신을 간호해주고 있는 사람에게 '고마워'라고 생각하고 말로 표현하면 서로의 관계는 '사랑'이라는 '기' 에너지로 묶여 움직입니다.

아로마테라피 마사지를 받을 때 이런 생각을 마음에 유념하고 받아봅시다.

당신이 스스로를 마사지할 때는 에센셜 오일로부터 대자연의 '사랑' '기' 에너지가 자신의 몸 안에 스며들어 세포 구석구석까지 고루 미친다고 상상해보세요. 그리고 아로마 마사지를 하고 있을 때는 자신의 손이 자신을 치유하고 위로한다는 기분으로 부드럽게 해주세요.

또 다른 사람에게서 마사지를 받을 때는 같은 에센셜 오일로부터 대자연의 '사랑' 에너지가 몸 안에 들어옴과 동시에 마사지해주는 사람으로부터 흘러오는 따뜻한 사랑의 기를 마음을 열고 충분히 받아들이세요.

'감사'는 '사랑'이라는 에너지를 높여주고 움직이게 합니다. 자신과 타인, 타인과 자신, 자신과 자연, 자신의 마음과 신체의 관계를 더 좋은 상태로 바꾸어 갑니다. 자연치유력을 높이는 키워드가 '감사'라고 말할 수 있겠습니다.

만약 이러한 것이 지금 자신의 상태에서 도저히 가능하지 않다고 생각하시는 분은 부디 자신이 아로마 마사지를 받을 때, 양지에서 햇볕을 쬐고 있다는 기분으로 느긋하게 쉬는 것만으로도 충분합니다.

아무것도 생각하지 않아도 되니 손발에 힘을 빼고 마사지를 해주는 분에게 몸을 맡기십시오.

솔직하고 순수해지는 것이나 마음을 열고 쉬는 것은 실제로 마사지를 받을 때에 가져야 할 가장 중요한 마음가짐 중 하나입니다.

자, 지금 당신 자신 속에 깃든 생명의 에너지를 믿으시기 바랍니다. 이렇게 호흡을 하고 살아있는 순간에도 우리의 체내에는 뜨거운 생명 에너지가 흐르고 있습니다.

아로마테라피 오일 마시지로 이완된 상태에서 지금부터 당신 자신이 갖고 있는 생명 에너지를 사랑과 감사의 마음으로 이끌어내 봅시다. 이것이야말로 진정 자연치유력을 높이는 것입니다.

Part 02 ───────

아로마테라피 마사지를 하는 사람의 마음가짐

"그럼 이제 마사지를 하는 쪽의 마음가짐에 대해 이야기해 봅시다."

전술한 바와 같이 마사지를 받는 사람의 자연치유력을 이끌어내고 그 힘을 높여서 치료에 도움을 주는 것은 당신 자신입니다.

당신은 간호하는 가족 가운데 한사람일지도 모릅니다. 혹은 연인, 친구, 의료종사자이든지 아로마테라피스트일 수도 있습니다.

어느 쪽이든 당신 자신이 암으로 고생하는 분의 치유를 위해 마사지를 하는 입장입니다.

여기서, 가장 먼저 중요한 것은 마사지를 받는 분에 대한 배려입니다. 자신이 에센셜 오일의 향기를 맡았을 때, 그 향과 함께 대자연의 기를 당신 체내에 쏟아 붓는다고 상상하는 것입니다. 바로 당신의 체내에 대자연의 기가 에센셜 오일과 함께 들어가 손바닥을 통해서 암으로 고통 받는 분의 피부를 통해 내부에 침투해간다고 상상합니다.

저는 마사지하는 분이 에센셜 오일을 매개로 하여 자신의 몸과 마음을 통해 하늘의 기운을 마사지 받는 분에게 전하는 '천사의 손' 역할을 하는 것이라 생각합니다. 그때 당신의 손은 바로 치유의 손입니다. 당신 손은 자연의 선물인 에센셜 오일을 포함하여 당신 앞에 누워있는 분을 치유하는 '천사의 손'이 됩니다.

이때 결코 부담을 갖지 마십시오. 상대방을 "치유한다."라든지, "원기를 북돋아 준다."라고 마음속으로 강하게 생각하면 됩니다. 단지 상냥하게, 환자분 안에서 천천히 치유가 일어나는 것을 바라면 됩니다. 어디까지나 에센셜 오일을 손에 발라 마사지하는 쪽은 그것을 받는 분의 자연치유력을 높이는 데에 도움을 주는 것일 뿐입니다.

'부담을 갖는 것'은 자칫하면 당신의 에고를 심신이 약해져 있는 상대에게 강요하는 것이 될 수 있습니다. 특히 암으로 몸이 약해져 있는 분의 경우, 그러한 마사지는 어느새 손가락에 힘이 들어가 신체에 바람직하지 못한 영향을 주게 됩니다. 아로마테라피 에센셜 오일로 하는 마사지는 부드러워야 하며 강한 자극을 주지 않는 것이어야 합니다.

또 에센셜 오일의 방향성분으로 부드럽게 접촉하는 것만으로도 충분히 당신의 체온으로 따뜻해진 에센셜 오일은 상대방 피부를 통과해 천천히 효과를 발휘함과 동시에 기의 에너지도 활성화시킵니다.

만약 받는 분에 대해서 마음가짐을 어떻게 하면 좋은지를 묻는다면 저는 다음과 같이 조언하겠습니다.

'부디 대자연의 기가 나를 통해 이 향기와 함께 환자의 몸속에 스며들 수 있도록, 그리고 치유될 수 있도록' 기도하고 아주 부드럽게 녹아들듯이 마시지해 주세요.

부담을 갖고 마사지를 할 때의 결점은 마사지를 끝냈을 때 당신 자신도 정신적으로 에너지를 소모한 상태가 되어버린다는 것입니다.

우리는 마음으로 상상하고 의식하는 것으로 에센셜 오일이라는 식물의 기를 포함한 향기를 통해 대자연의 무한한 '기'와 무상의 '사랑'을 우리 체내에 받아들일 수 있습니다.

이때 당신과 대자연, 당신과 치유 받는 상대방은 모두 에센셜 오일의 향기를 통해서 하나가 됩니다.

감사하는 마음가짐이 눈에 보이지 않는 사랑이라는 에너지를 끌어당겨 움직이게 합니다.

그때의 기쁨은 다른 무엇과도 견줄 수가 없습니다.

당신과 암으로 고통 받는 분이 함께 기쁨을 나누어, 지금 이 순간 깊은 희열로 가득 차고 평화로 가득 차는 것. 이것이야말로 아로마테라피의 극치라고 말할 수 있습니다.

Part 03

아로마테라피 마사지 할 때 주의할 점

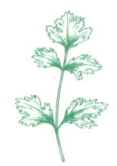

"이제 아로마 오일로 마사지를 해봅시다. 그러기 전에 중요한 주의사항에 대해 말씀드리겠습니다."

마사지 할 때의 주의사항

마사지를 할 때, 지켜야 하는 중요한 사항이 있습니다.
아로마 마사지를 포함한 일반적인 마사지 방법에는 다음의 세 가지가 있습니다.

㉠ 경찰법(가볍게 터치하는 법-역주) : 쓰다듬기
㉡ 압박법 - 유날법 : 주무르기

- 강찰법 : 세게 쓰다듬기

ⓒ 양타법 : 두드리기

[그림 16] 림프절의 위치

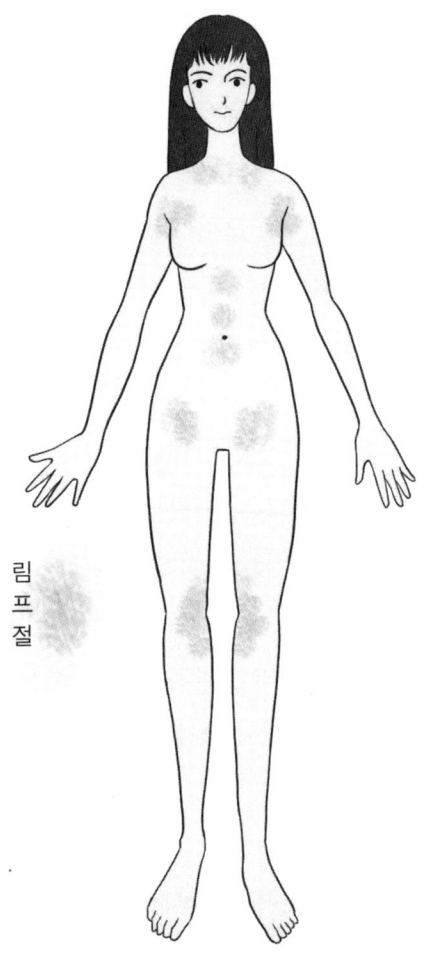

림프절

* 암으로 고통 받는 분의 경우 림프절을 강하게 누르지 말 것.

암 환자, 또는 암의 전이나 재발로 고통 받는 분을 마사지할 때는 반드시 경찰법 마사지, 즉 쓰다듬는 정도의 가벼운 마사지를 해야 합니다. 이것은 반드시 지켜주시기 바랍니다.

특히 신경 써야 할 점은 암으로 고통 받는 분에게 지압이나 카이로프랙틱 같은 강한 자극을 가하면 안 된다는 것입니다.

여기에는 중요한 이유가 있습니다.

강하게 문지르거나 누르거나 두드리거나 비트는 마사지는 암세포가 체내에 있을 때, 림프를 따라 전이될 우려가 있기 때문입니다. 또 이렇게 힘을 가한 마사지는 오히려 암으로 약해진 신체를 가진 환자를 더욱 피로하게 만드는 역효과를 낼 수 있습니다.

영국의 로버트 티서랜드 박사는 저서에서 "부드러운 마사지란 보통 몸을 움직일 때 생기는 근육수축에 따른 자극과 같은 정도를 의미한다. 신체의 심층부에 영향을 미칠 정도로 강한 자극을 가하는 것은 어떠한 경우라도 암을 앓고 있는 환자에게는 금해야 한다."라고 말하고 있습니다.

또 "부드러운 마사지는 림프액의 흐름을 자극해서 암의 확산을 불러일으킬 염려는 없다."라고 말하고, 암 환자에게 행하는 부드러운 쓰다듬는 정도의 마사지에 대해서는 문제가 없다고 이야기하고 있습니다.

* 그러나 림프절(그림16)의 상부와 암이 생긴 환부 및 그 부위에 근접한 부분은 피해주시기 바랍니다.

* 또 방사선치료를 받은 부분의 상부는 어떠한 마사지라도 피해야 합니다. 이 부분의 피부는 약해져 있기 때문에 상처 입을 우려가 있습니다.
* 피부암이 있는 부분도 마사지를 하면 안 됩니다.
* 유방암이나 자궁암 환자는 에스트로겐류를 활성화시키는 에센셜 오일은 사용하지 않아야 합니다. 구체적으로는 펜넬 오일, 아니스 오일 등입니다.
* 파킨스씨병 및 골수암인 분은 마사지를 피하는 편이 좋습니다. (대신에 방향욕이나 다른 형태의 아로마테라피를 받도록 합니다.)
* 현재 주치의가 계시는 분은 그 분의 양해를 구하시기 바랍니다.

근래의 대체요법이나 가장 최첨단의 의료를 공부하고 있는 의사라면 반드시 이해해줄 것이며, 적절한 조언을 들려줄 것입니다. 왜냐하면 의료현장에서 직접 암 환자를 접하는 의사의 대부분은 화학요법을 사용하는 한편, 환자 한사람 한사람의 질 높은 삶, 즉 행복과 인간으로서 살아가는 기쁨을 소중히 여기기 때문입니다.

실제로 외국의 호스피스나 일본의 호스피스 일부에서도 말기 암환자를 돕기 위해 아로마테라피스트나 간호사가 에센셜 오일을 사용하여 부드러운 마사지를 하고 있습니다. 아로마테라피는 수술 후의 후유증을 완화해주고 정신적으로 우울해진 환자를 좋은 기분으로 인도하는 데에 효과적입니다. 라벤더 오일은 노르웨이에서 방사선에 의한 화상을 치료하는 데에도 사용되고 있습니다.

또한 암 환자분들 중에는 수술 후, 자신의 몸을 꺼림칙하게 생각하는 분도 있으나 부드럽게 손을 대어 마사지하는 것만으로도 몸과 마음 모두를 평안하게 해줄 수 있습니다.

이미 암 치료를 끝낸 분도 스스로 에센셜 오일을 사용할 경우 반드시 주의사항을 지키고 이들 에센셜 오일 일람표를 읽으신 후, 마사지를 어디까지나 부드럽게 쓰다듬듯이 해주십시오.

아로마테라피는 에센셜 오일을 사용하는 것이므로 부드러운 마사지만으로도 충분히 효과를 올릴 수 있습니다.

Part 04

아로마테라피 마사지의 방법과 순서

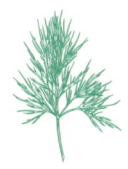

마사지를 해줄 때

준비물은 다음과 같습니다.
* 캐리어 오일에 희석한 블렌딩 오일 (1회분 전신 약 10cc)
* 목욕 수건이나 여름용 홑이불

마사지하는 방법은 크게 다음 3가지 순서로 나눌 수 있습니다.
1. 마사지 전 명상하기
2. 마사지
3. 마사지 후의 보살핌

[그림 17] 아로마테라피 마사지 전에 해야 할 명상

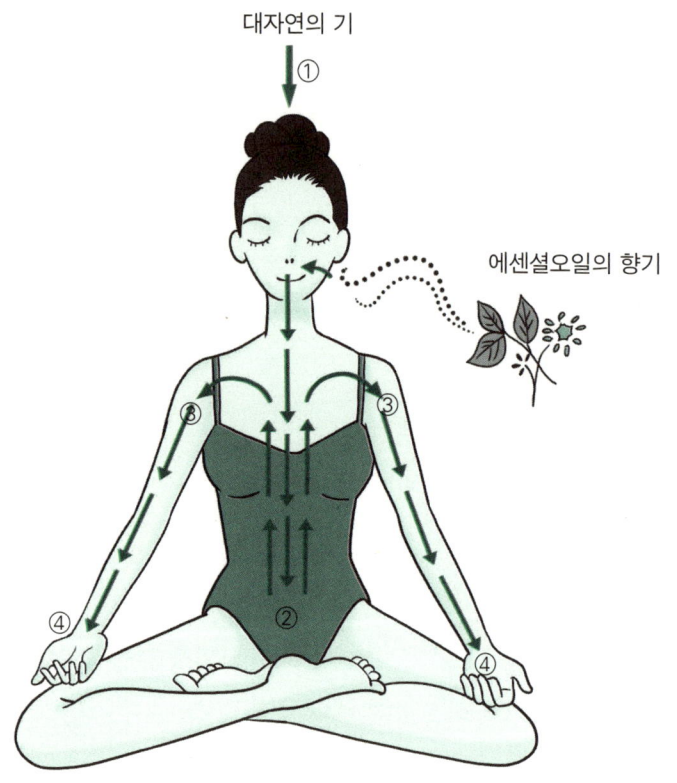

[그림 18] 발 반사점과 척추

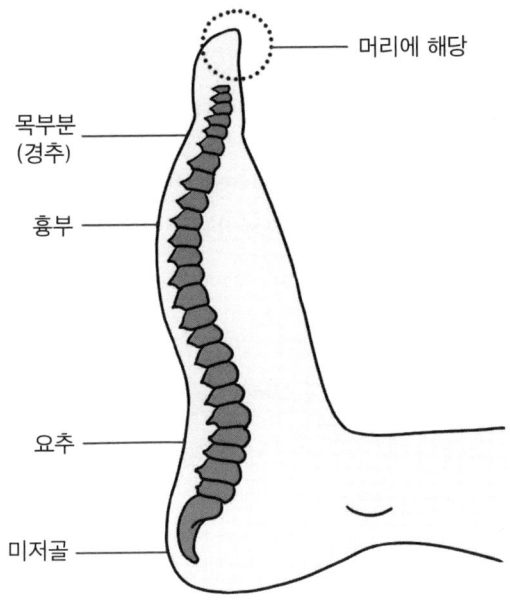

자, 함께 느긋한 기분으로 시작해봅시다.

① 에센셜 오일을 사용하여 마사지를 하기 전에 몇 분 동안, 당신 자신이 [그림 17]과 같이 고요하게 눈을 감고 이완하는 것으로부터 시작합니다.

마사지에 사용하는 에센셜 오일을 양손에 조금 바르고 코로 가져가 주세요. 들이마시는 공기와 함께 향기가 체내에 들어오지요? 그것을 당신의 배꼽 아래, 5cm 정도에 위치해 있는 단전 근처를 의식하면서 천천히 들이마십니다. 두세 번 그렇게 합니다.

다음에는 머리 정수리로부터 하늘의 기운(대자연의 무한한 에너지)이 빛이 되어 쏟아져 들어오는 모습을 상상해 보세요. 이 무한한 에너지는 태양빛처럼 모든 생명을 살리는 생명 에너지입니다. 들이마시는 향기와 함께 그 빛을 단전(그림 17의 ②)근처까지 들이마십니다.

곧바로 하얀 광선이 되어 들어오는 것을 상상합니다.

다음에는 그 빛이 향기와 함께 당신의 양 팔(그림 17의 ③)을 통해 양손바닥(그림 17의 ④)으로부터 퍼져나가는 것을 상상해 주세요.

그리고 이때 마음속으로 다음과 같이 생각합니다.

"나는 이 향기와 함께 대자연의 무한한 에너지를 몸 안에 받아들인다. 그리고 지금 에너지가 내 손에서 퍼져나가고 있다."

자, 이제 천천히 눈을 뜹니다.

에센셜 오일의 향과 당신이 하나가 되어있음을 느낄 것입니다.

지금부터 대자연의 사랑, 무한한 기의 에너지가 에센셜 오일 성분과 함께 당신을 통해 당신 앞에 누워있는 분에게 흘러들어갑니다.

이 준비는 마사지 전에 하는 중요한 명상이므로 단 몇 분간이라도 반드시 하고 시작합니다.

고대 이집트의 사제와 왕들도 모두 이러한 명상으로 대자연의 무한한 힘과 하나가 되어 마음을 정화한 다음에 사람을 치유했습니다.

이때의 마음가짐은 '감사'와 '겸허'입니다.

다음에는 당신의 손을 모아 비벼주세요. 오일이 묻은 손바닥이 뜨거워질 것입니다. 자, 그럼 이제 마음의 준비가 끝났습니다.

② 적당량의 오일을 상대의 마사지 부위에 바르고 마사지를 합니

다. 여기에서는 반드시 쓰다듬는 정도, 즉 오일에 의해 손이 미끄러지는 정도의 부드러운 마사지를 합니다. 림프절 상부와 그 주변 및 환부(암이 발생한 부분) 주변에는 결코 닿지 않도록 합니다. 수술이나 방사선 치료 후의 상처도 피합니다.

③ 미끄러지듯이 부드럽고 따뜻하게 천천히 진행합니다. 가능한 한 당신의 호흡에 맞추어서 합니다. 손을 앞으로 내밀 때 숨을 내쉬면서 하면 훨씬 쉽게 할 수 있습니다. 또한 받는 쪽도 기분이 한결 좋아집니다.

④ 이제 발바닥 마사지에 들어가겠습니다. [그림 19]를 보아주세요. 손발 마사지에서는 반사요법이라는 아로테라피와 견줄만한 대체요법 하나를 첨가해보겠습니다.

[그림 19] 발 반사요법과 아로마테라피 마사지

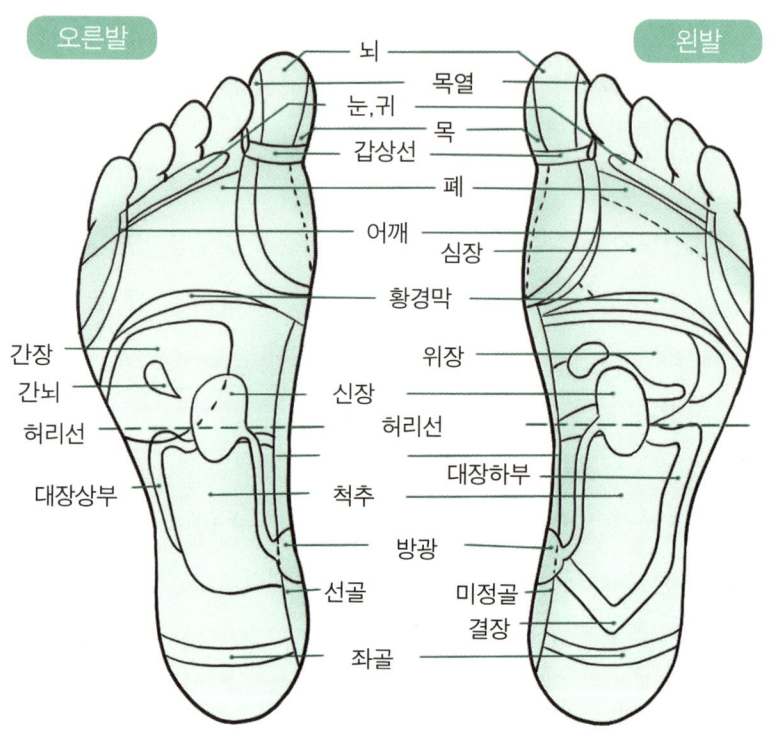

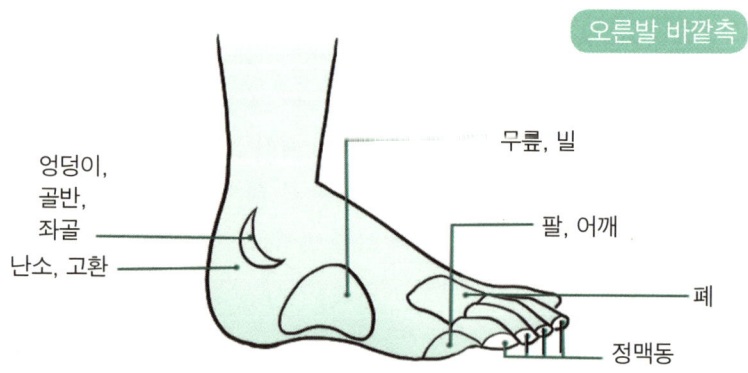

에센셜 오일을 사용한 아로마테라피나 반사요법은 암으로 쇠약해진 분이나 지금 병상에 계신 분들에게 매우 도움이 되는 마사지법입니다.

반사요법은 손발의 각 부분이 전신의 각 장기와 직접 조건반사 하는 것을 이용한 이론에서 나왔습니다. 따라서 그 기관의 세포를 회복해주고 자연치유력을 높이기 위해서 해주는 손발 마사지는 대단히 효과적입니다. 또 아로마테라피의 에센셜 오일을 통해 자연의 기를 당신 손의 따뜻한 온기로 전할 수 있습니다.

예를 들어, 수술 후 몸이 부어있을 때는 양발바닥의 신장 영역을 중심으로 부기를 없애는 약효성분을 가진 에센셜 오일을 바르고 발 전체를 부드럽게 마사지합니다.

손발에 블렌딩한 오일을 바르고 마사지하는 것만으로도 충분히 몸 전체가 따뜻해지고 온몸의 장기 속 세포가 생생하게 살아납니다.

특히 병상에서 지내는 시간이 많은 분들에게 가장 좋은 요법입니다.

⑤ 다음에는 양쪽 발 그림(그림 18)을 보시기 바랍니다. 발의 뼈는 신체의 척추 형태와 닮아있습니다. 이것은 척추와 연결되는 반사영역입니다. 우리의 자율신경도 이 척추를 따라 뇌로 연결되어있기 때문에 이 부분의 마사지는 스트레스를 완화해주고 신체의 어긋남을 바르게 하며 병으로 약해진 몸을 강건하게 합니다. 부드럽게 마사지해 줍니다.

이것도 특히 병상에 누워있는 분에게 중요한 마사지입니다.

오일을 바른 후, 엄지손가락을 사용하여 발의 뼈를 따라 미끄러지듯이 마사지합니다.

⑥ 다음은 손바닥 마사지입니다.

[그림 20]처럼 손바닥에도 전신의 각 장기와 밀접하게 연결된 반사 영역이 있습니다. 예를 들면, 항암제의 부작용으로 인해서 전신이 나른해졌다면 간이 약해져 있는 것입니다. 그때는 오른손바닥의 간 영역을 중심으로 세포를 활성화해주고 원기를 북돋우는 블렌딩 오일을 발라 손바닥 전체를 마사지합니다. 또 오른발바닥의 간 반사영역도 역시 같은 방법으로 마사지해 주세요.

[그림 20] 손 반사점과 아로마테라피 마사지

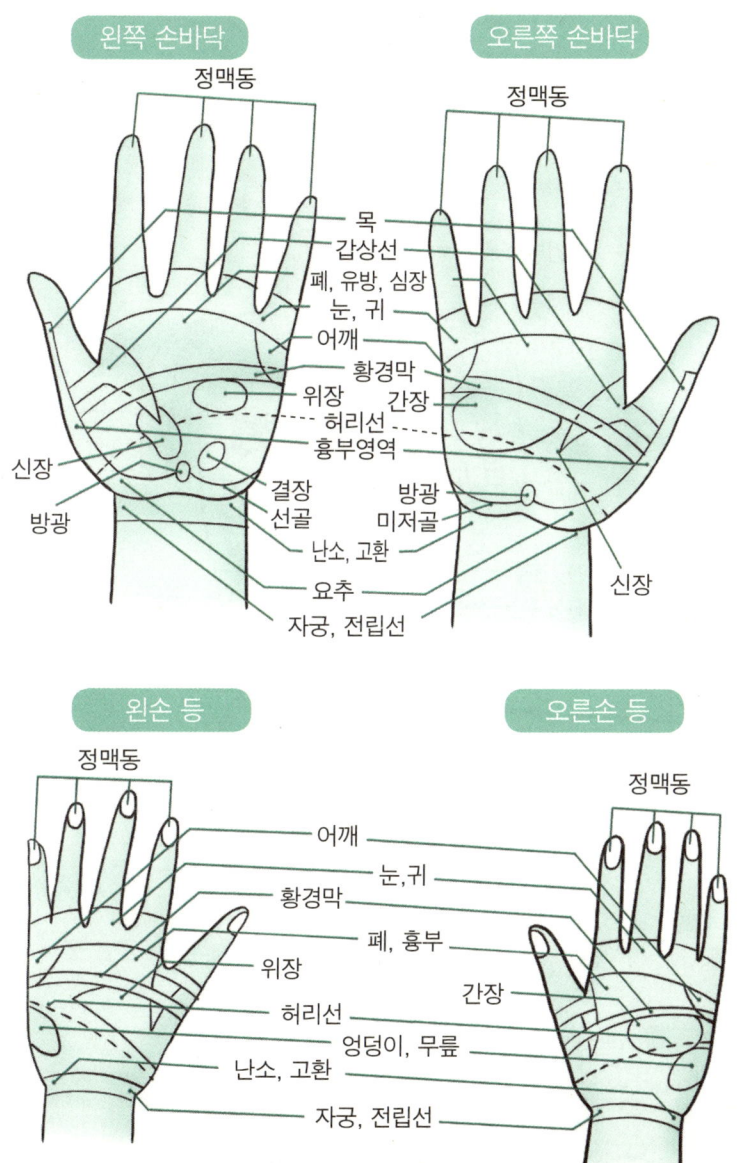

[그림 21] 인체 골격도

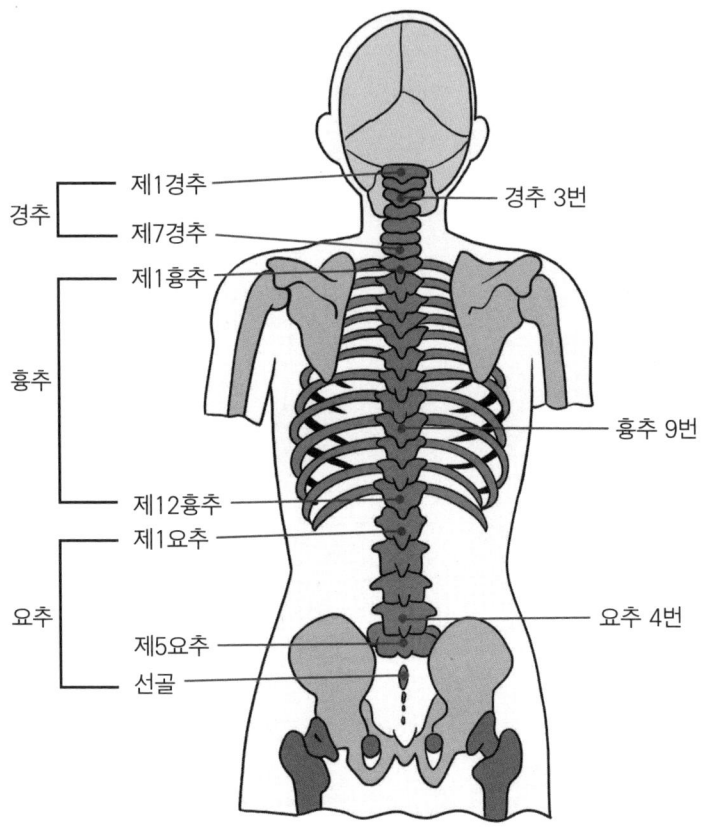

경추(3번), 흉추(9번), 요추(4번)은
아로마테라피 마사지를 받을 때 특히 기분 좋은 곳

[그림 22] 척추 단면도

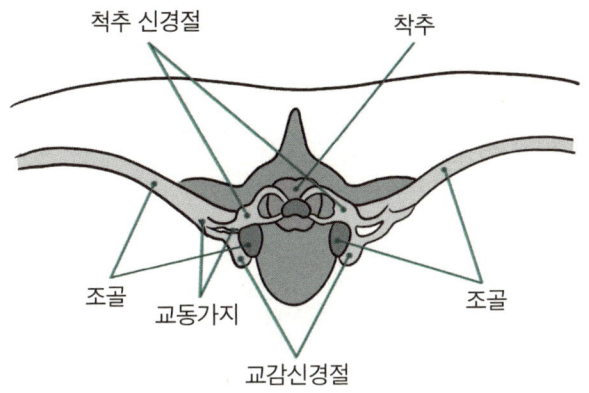

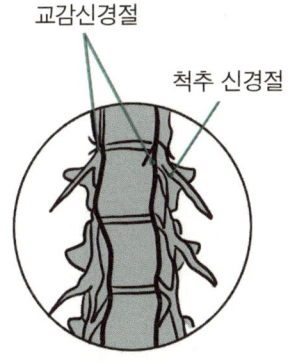

⑦ 손발 마사지 외에 특히 중요한 등 마사지에 대해서 설명하겠습니다. [그림 21과 22]의 인체 골격 및 척추 단면도를 봐주세요.

척추의 양쪽에는 잔가지 모양의 척수신경절과 교감신경절이 통하고 있습니다. 이들 신경은 자율신경계의 중추와 그 신경절의 골격근을 제외한 모든 기관이나 조직을 관장합니다. 교감신경과 척수신경이 협력하여 내분비선과 함께 우리 체내의 밸런스를 잡고 건강을 유지시킵니다. 따라서 척추 양쪽의 패인 곳을 의식하여 오일로 마사지하는 것은 척추의 비뚤어짐을 부드럽게 조정하고 신경절의 활동을 정상으로 하며 면역력을 높여줍니다.

[그림 23] 등의 아로마테라피 마사지

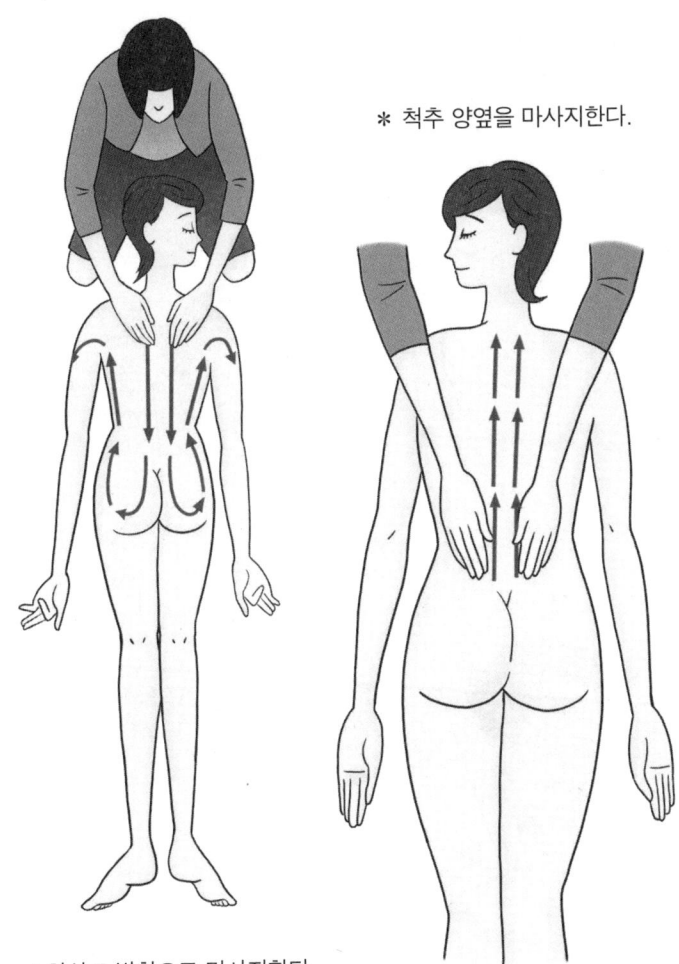

* 척추 양옆을 마사지한다.

*화살표 방향으로 마사지한다.

[그림 24] 어깨와 목의 아로마테라피 마사지

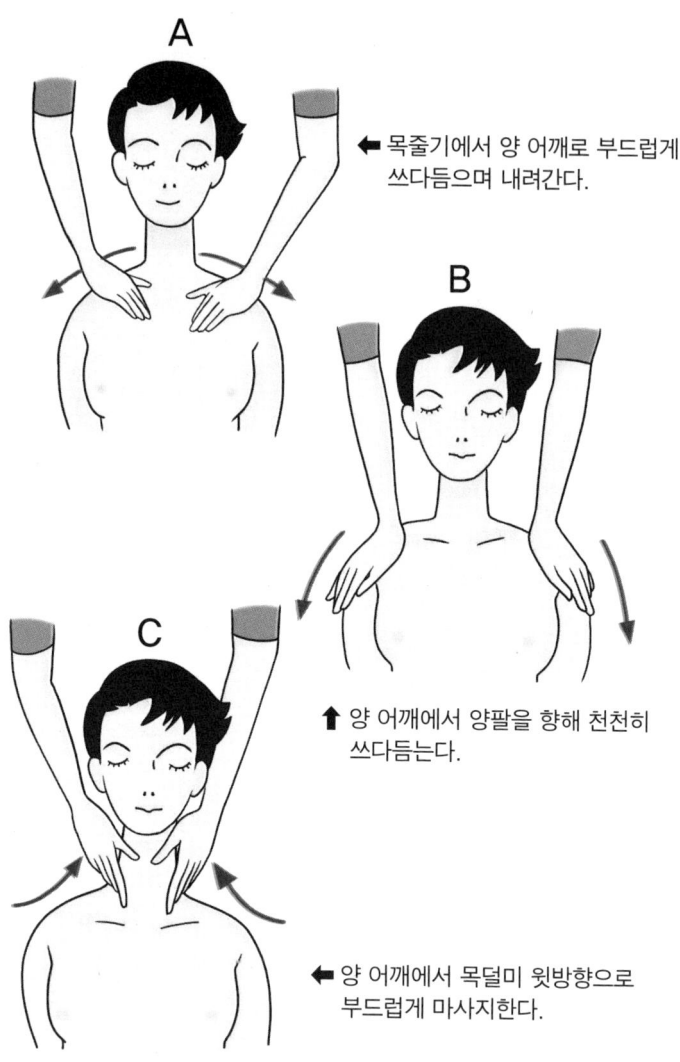

← 목줄기에서 양 어깨로 부드럽게 쓰다듬으며 내려간다.

↑ 양 어깨에서 양팔을 향해 천천히 쓰다듬는다.

← 양 어깨에서 목덜미 윗방향으로 부드럽게 마사지한다.

[그림 25] 전신 아로마테라피 마사지

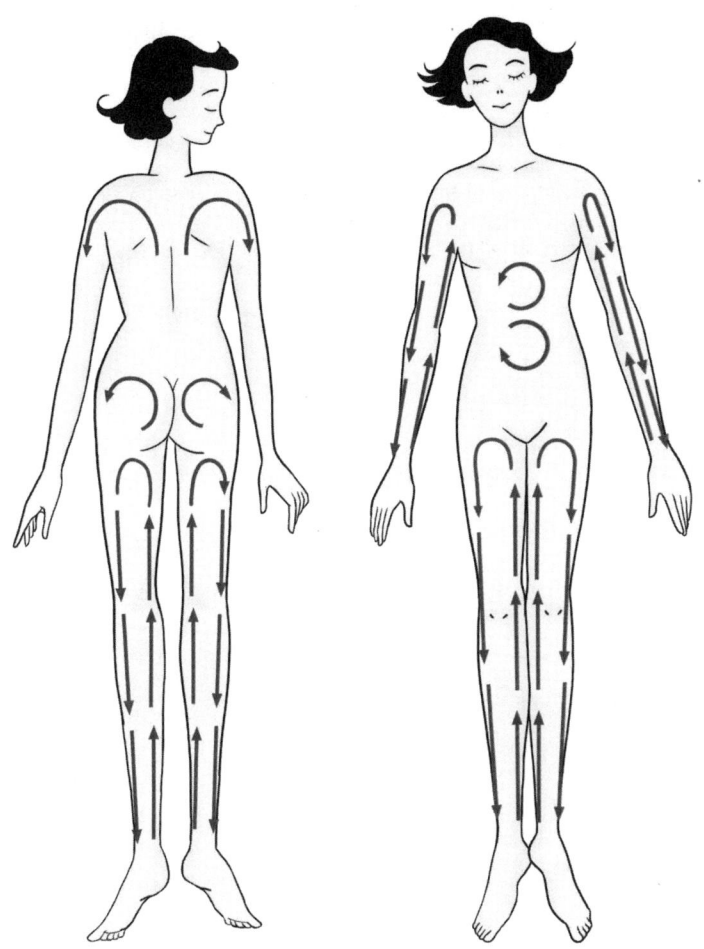

* 화살표 방향으로 부드럽게 마사지한다.

특히 목 뒤나 경골 아랫부분, 또 허리 뒤쪽 근처의 척추 양쪽은 마사지를 받는 분에게 매우 기분 좋은 부위입니다.

오일을 손에 덜어 천천히 미끄러지듯이(그림 23) 척추 양쪽의 패인 곳을 의식하면서 등을 손바닥 전체로 부드럽게 쓰다듬듯이 해주세요.

이때, 숨을 내쉬면서 목에서 허리까지 자신의 양손을 천천히 뻗으면서 마사지하고 화살표처럼 양어깨에 손을 가져옵니다. 할 때마다 천천히 부드럽게 합니다. 또 [그림 23]과 같이 가볍게 엄지손가락을 가지런히 하여 오일을 척추 양 쪽의 패인 곳에 문지르는 방법도 기분을 좋게 합니다.

⑧ 어깨 및 양팔, 엉덩이, 양다리, 배는 [그림 25]와 같이 화살표 방향으로 역시 미끄러지듯 부드럽고 가볍게 문지르는 정도로 해주세요. 이때 [그림 16]의 림프절 위는 어루만지는 정도로 쓰다듬으며 지나가고 결코 누르거나 문질러서는 안 됩니다. 또 환부에 해당하는 피부 부위도 마찬가지로 닿을 듯 말 듯 할 정도로 지나가 주세요.

⑨ 누워있을 경우, 당신은 마사지를 받는 분 옆에 앉아 [그림 26]처럼 전체적으로 부드럽게 쓰다듬듯이 마사지하세요. 어디까지나 부드럽게 해주시기 바랍니다.

⑩ 머리나 얼굴은 [그림 27]처럼 당신은 마사지를 받는 분의 머리 쪽에 앉아 화살표 방향으로 마사지합니다. 이때 오일은 너무 많이

바르지 말고 얼굴이나 머리는 엄지손가락이나 다른 손가락 끝을 사용하여 천천히 해주세요.

신체 전체의 부분적 마사지는 머리에서 발쪽을 향하여 하면 됩니다.

기존의 마사지는 심장만을 의식하여 해왔지만, 이 손발마사지는 받는 분의 손끝에서부터 심장을 향하여 팔 윗부분까지 갔다가 다시 손끝으로 돌아옵니다. 마지막에는 손과 발 모두 손끝과 발끝에서 끝날 수 있도록 바깥쪽을 향해 천천히 쓰다듬듯이 하는 롱 스트로크 방식으로 마사지를 행합니다.

[그림 26] 반듯이 누워서 하는 아로마테라피 마사지

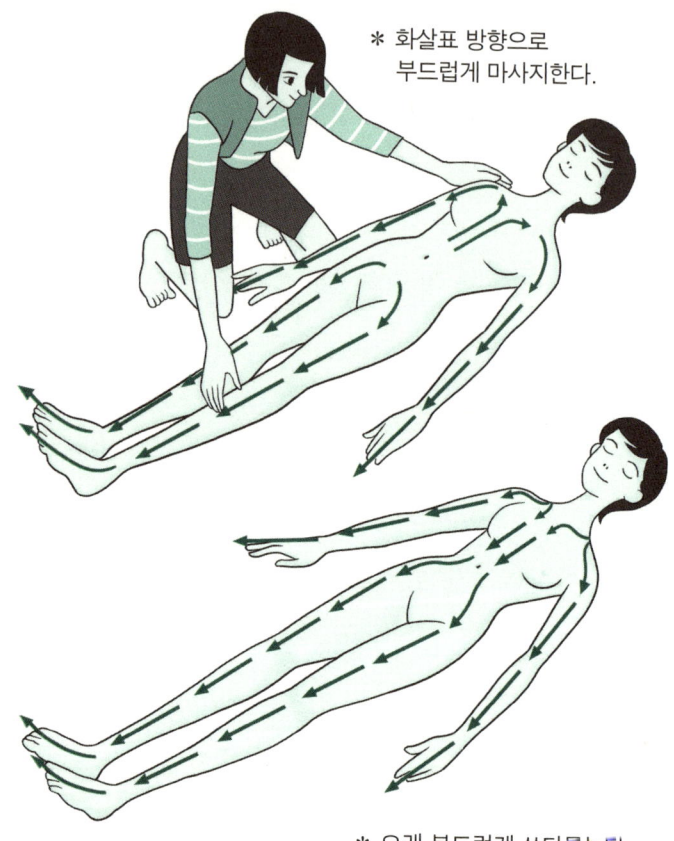

[그림 27] 머리와 얼굴의 아로마테라피 마사지

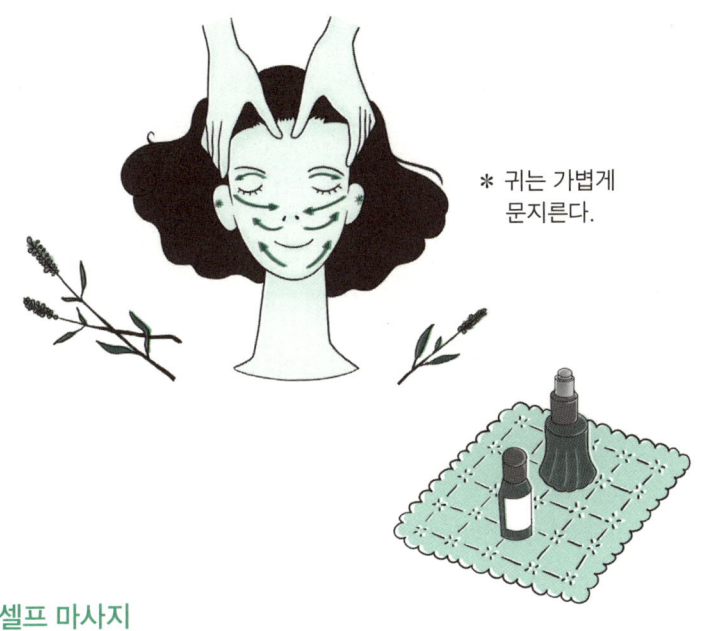

* 귀는 가볍게 문지른다.

셀프 마사지

셀프 마사지를 할 때는 다음과 같이 하십시오. 먼저 [그림 17]의 설명에서처럼 마사지를 하기 전에 몇 분간 고요히 명상을 합니다. 당신의 몸 상태를 있는 그대로 받아들이고 향기와 함께 하늘 에너지가 빛이 되어 당신의 정수리에서 곧바로 허리 아래 단전 근처까지, 그리고 다시 더 아래까지 들어오는 것을 상상합니다. 다음에는 그 빛이 양팔을 지나 손으로 흘러들어와 퍼지는 것을 상상합니다.

셀프 마사지를 할 때에도 이 명상은 매우 중요합니다.

그리고 마음가짐은 자신의 몸 안을 향해 겸허하게 하겠다는 기분으로 해주세요.

[그림 28]과 같이 팔과 다리도 각각 자신의 손을 사용하여 오일을 발라 천천히 가볍고 부드럽게 쓰다듬어 갑니다.

예를 들면, 발은 손바닥 전체로 오일을 발라 발바닥에서 발가락 사이로 미끄러지듯 발끝에서 장딴지, 허벅지까지 미끄러져 올라갑니다.

다음으로 허벅지에서 발끝까지 미끄러져 내려갑니다. 손부분도 마찬가지로 손바닥에서 팔 윗부분까지 간 다음 또 미끄러져 내려와서 마지막으로 손끝에서 끝내도록 합니다. [그림 28]처럼 엉덩이는 옆으로 누워서 부드럽고 둥글게 마사지합니다. 마찬가지로 가슴이나 목도 마사지합니다. 특히 배에는 결코 힘을 주어서는 안 됩니다. 또, 림프절 상부, 환부나 수술 후의 상처도 손을 대는 정도로 그치고 결코 누르거나 문질러서는 안 됩니다.

또 [그림 28]과 같이 앉아 양손에 오일을 묻혀 미저골 근처부터 상 방향 견갑골 아래 근처까지 천천히 손이 닿는 범위에서 양손을 올려 갑니다. 엄지손가락이 척추 양쪽의 중요한 신경절 위를 미끄러지는 듯한 형태가 된다고 생각합니다. 남은 손끝은 신체 양쪽을 마사지합니다.

혼자서 하는 마사지의 경우도 결코 힘을 주거나 문질러서는 안 됩니다. 기분 좋은 감촉과 향을 편안하게 즐기도록 합니다.

다음으로는 얼굴과 머리 마사지입니다. 얼굴도 중심부터 바깥쪽을 향해 쓰다듬습니다. [그림 27]의 방향을 참고해 주세요. 밑에서 위를 향해 의식하며 쓰다듬습니다. 머리는 손톱 끝을 세우지 않고 양손을 사용하여 손가락 전체로 리드미컬하게 두피를 마사지합니다.

[그림 28] 스스로 하는 아로마테라피 마사지

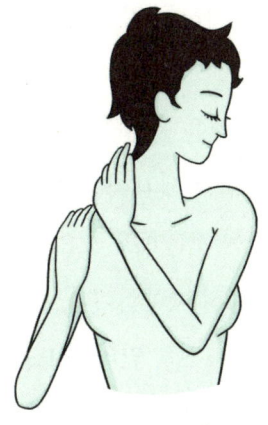

↑ 매끄럽고 기분좋게 목덜미부터 어깨까지 부드럽게 마사지한다.

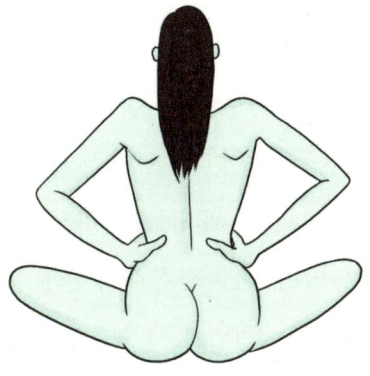

↑ 양손으로 몸 양쪽을 누르며 척추를 끼고 밑에서 위로 천천히 눌러간다.

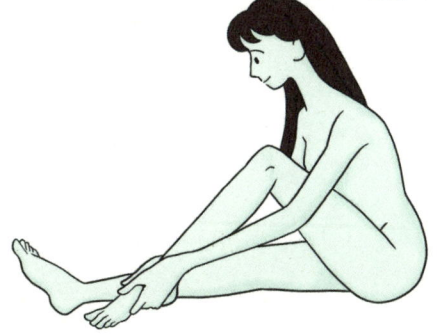

↑ 발가락 하나하나를 정성껏 마사지한다. 그 뒤 발목부터 허벅지까지 천천히 마사지한다.

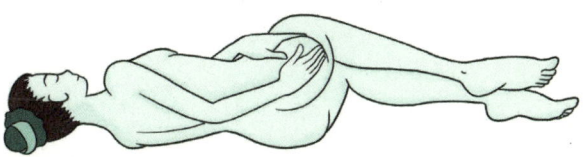

↑ 누워서 쾌적함을 맛보면서 손바닥을 사용하여 곡선을 그리듯 쓰다듬으며 마사지한다.

셀프 마사지는 만약 당신의 양쪽 손이 자유롭게 움직일 수 있는 상태라면 언제 어디서든 자신이 좋을 때 좋아하는 장소에서 할 수 있습니다.

자신을 어루만짐으로써 자신의 자연치유력을 높일 수 있습니다. 물론 이때에도 처음에 하는 명상 중에서 향을 통해 대자연의 무한한 기의 에너지를 체내에 들이마시는 듯 상상하는 것은 매우 중요합니다.

왜냐하면 사람은 본래 자연에 의해 치유되기 때문입니다.

그리고 대자연과 자기, 자기와 타인, 자기와 신체 안의 세포를 연결하는 생각을 나타내는 말은 '고마워'라는 한 마디입니다. 이것은 명상할 때도, 또 셀프 마사지를 할 때도 중요합니다.

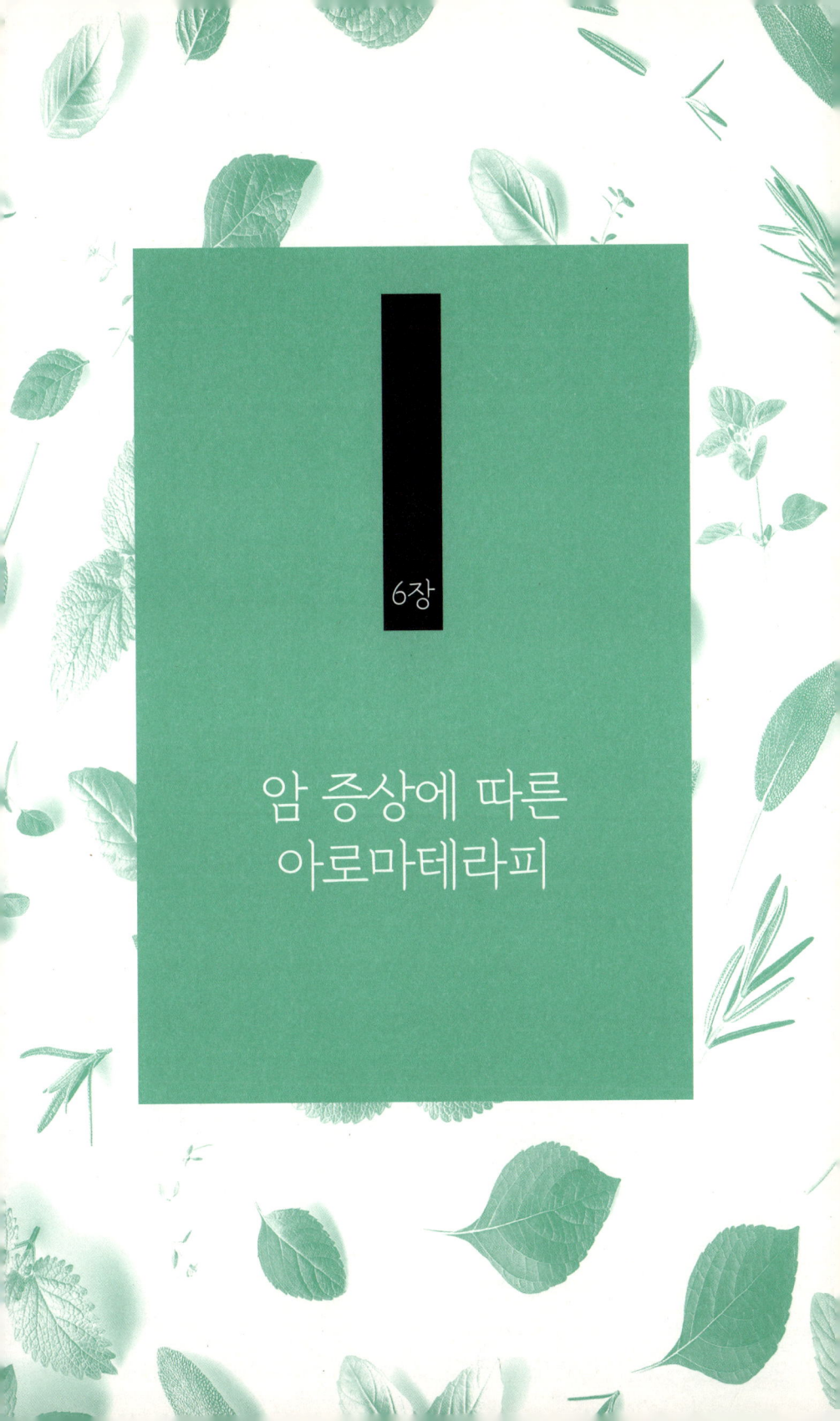

6장

암 증상에 따른 아로마테라피

Part 04

암에 따른 증상과 통증에 대해

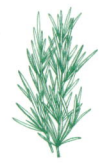

"그러면 실제로 암 치료 단계에서 어떠한 병 증상이 동반될까요? 특히 통증에 아로마테라피는 어떠한 효과가 있을까요?

또 각 증상을 완화해주는 효과가 있는 에센셜 오일은 무엇이 있을까요?"

이 장의 후반부에 병의 증상별로 효과가 있는 에센셜 오일을 모아 두었습니다. 이 에센셜 오일들은 현재 런던 병원에서 환자에게 사용하여 효과가 있었던 것들이 대부분입니다. 저는 개이 이스드민 트씨가 실제로 사용한 리스트를 기본으로 하여 암으로 고통 받는 분들을 위해 '케이 앤 노리코' 에센셜 블렌딩 오일을 만들었습니다. 먼저, 암 치료 중인 분이나 치료가 끝난 분들을 포함해 일반적으로 여러분이 경험하고 있는 병의 증상에는 어떠한 것들이 있나요?

예를 들면 방사선치료를 할 때, 전신권태, 식욕부진, 오심, 구토, 부종, 탈모 등을 치료 중에 경험할 수 있습니다.

또 항암제에 의한 화학요법 치료는 부작용으로 오심, 구토, 탈모를 동반합니다. 지금은 구토 억제제를 사용하기도 하여 부작용이 많이 완화되고는 있습니다.

암에 걸리면 많은 분들이 치료와 동반되는 불쾌한 증상과 함께 통증 문제에 직면합니다.

그러나 암 그 자체의 통증으로 고민하는 분은 전체의 70%이고 30%에 해당하는 분들은 말기가 되어도 통증을 느끼지 않습니다. 게다가 지금은 통증에 대한 연구도 진척되어 모르핀을 포함해서 전반적인 진통제 사용 기술의 향상으로 통증에 관한 전문지식이 있는 의사 곁에서 적극적으로 치료를 받는다면 암의 통증은 충분히 완화시킬 수 있습니다.

일본에서는 마약 취급법을 개정하여 암 환자의 치료 약으로 모르핀을 다시 사용하기 쉽게 하였고, 암에 따른 통증을 완화하기 위해 적극적으로 움직이고 있습니다. 또한 경미한 통증에 대해서도 비스테이드성 진통제나 아스피린 사용 등 여러 가지 대응을 하고 있습니다.

여기에서 저는 여러분과 함께 조금 더 '통증'에 대해서 구체적으로 생각해볼까 합니다.

먼저 여러분은 자신이 느끼는 통증이 어떻게 느끼게 되는 지 아시나요?

최근에 통증의 전달계에 대해 '게이트 컨트롤 설'이 제창되고 있습니다. 여기에 따르면 [그림 29]와 같이 L의 두꺼운 신경섬유가 촉감이나 압박감을 전하고, S의 가는 신경섬유가 통증을 전달한다고 합니다. 이 두 개의 신경섬유가 전달하는 정보는 도중의 동통전달계 세포가 있는 곳에서 컨트롤된다고 이 이론에서는 말하고 있습니다. 그러므로 L로부터의 촉감이나 압박의 감각이 S의 통증을 맞이하는 것입니다.

예를 들면, 어릴 적에 상처 입었을 때, 어머니가 "그래, 그래, 땠지! 저리 가!"라고 말씀하시며 만져주시던 기억이 있으시지요? 그때 조금 덜 아팠을 것이라고 생각합니다. 만지고 쓰다듬는 것으로 L의 신경섬유로부터 자극이 전달돼 통증이 억제된 것입니다.

이 사실은 [그림 29]의 설로 통증 전달계에는 '게이트'가 있고 통증은 거기에서 조절된다는 것을 말하고 있습니다. 문을 닫고 있으면 통증은 전달되지 않고, 크게 열려 있으면 더욱 더 잘 전달됩니다. 그 문의 개폐에는 여러 가지 요소가 연관되어 있습니다.

게이트 컨트롤 설에서 또 하나 중요한 점은 게이트의 개폐가 대뇌 뇌세포의 인지에 의해 컨트롤되는 – 즉, 인간의 기분이나 감정, 사고 등이 통증을 전달하는 문의 개폐에 크게 관련되어있다는 점입니다.

[그림 29] 통증 이론(게이트 컨트롤 설)

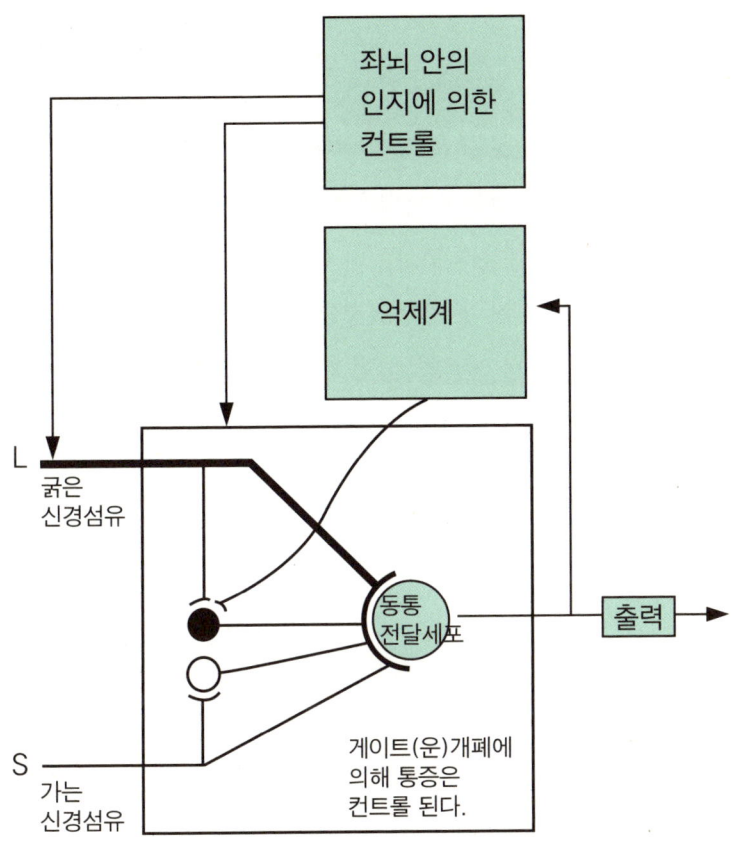

* 통증문의 개폐는 신경섬유 L과 S의 봉합 외에 대뇌의 인지에 따른 영향도 받는다.

즉, 불안, 염려, 절망감 등은 게이트를 크게 열고 통증을 강하게 하는 원인이 됩니다.

이에 반해 행복감이나 심신이 이완된 상태는 게이트를 닫게 하여 통증을 경감시킵니다.

암으로 인한 만성 통증의 경감에는 이처럼 만지는 행위와 함께 심리적으로 이완된 기분 좋은 상태가 대단히 중요합니다.

이러한 의미에서 에센셜 오일을 이용한 부드러운 마사지는 심신 모두 암의 만성 통증을 완화하는데 유효하다 할 수 있습니다.

실제로 여러분이 욕창, 까칠까칠한 피부, 가려움을 동반하는 피부염, 신경통 같은 만성 통증 혹은 피부 표면까지 팽팽하게 부은 부종 등이 있을 때 에센셜 오일로 부드럽게 쓰다듬는 것만으로 통증은 상당히 완화됩니다.

통증은 암에 대한 공포나 가족, 일, 경제적인 염려 등에 의해서도 크게 강화될 수 있습니다.

이런 요인에 의한 통증을 완화하기 위해서 향정신성약품 등을 투여함으로써 우울상태나 기분이 가라앉는 것을 개선하는 방법도 행해지고 있습니다. 그러나 항우울증제 등도 전혀 부작용이 없다고는 할 수 없습니다.

그러나 아로마테라피 에센셜 오일은 환자의 육체적 고통과 더불어 그러한 심리적 요인에 대해서도 마사지를 통해 완화해주는 효과가 있습니다. 예를 들어, 예민해진 기분을 가라앉히고 걱정, 근심, 절망감, 불면 등의 증상을 치유하여 심리적 고통에서 해방시키는 효과가 있습니다.

그뿐만 아니라 에센셜 오일로 하는 요법에는 부작용이 없습니다. 오히려 화학요법이나 방사선요법으로 인한 여러 가지 부작용을 완화해줍니다.

그리고 여담인지 모르겠지만, 괴로우면 괴롭다는 감정을 표현하는 것은 자연스러운 일입니다. 예를 들어, 암에 걸렸어도 어른이기 때문에 참아야 한다는 생각은 하지 않아도 좋습니다.

혼자서 이를 악물고 견디는 것이 미덕이라고 생각할지도 모르겠지만, 감정을 솔직하게 표현하고 통증이나 고통을 이야기하고 간호하는 분과 함께 적극적으로 고통을 제거하는 대책을 강구하는 편이 훨씬 멋진 일이라 생각합니다. 왜냐하면 당신이 지금 받고 있는 고통을 이야기하고 함께 나누고자 할 때 주변 분들도 더불어 '적극적으로 살아가는 의미'를 배우고 있기 때문입니다.

삶에 고통은 따르기 마련입니다. 특히 암에 걸린 상태는 응축된 고통 속에 있는 것입니다. 그러나 이러한 고통은 역설적이게도 더 깊고 더 응축된 형태로 행복을 창조해내고 음미할 수 있습니다.

암의 여러 가지 증상을 간호하시는 분에게 있는 그대로 이야기해 보세요. 그리고 될 수 있는 한 환자인 당신이 적극적으로 간호하는 분에게 협력을 구하세요.

그것이 시작입니다.

결코 혼자서 고뇌나 고통을 짊어지고 "인생은 고통 받기 위해 있다." 따위는 생각도 하지 말기 바랍니다. '인생은 행복해지기 위해 있는 것'입니다.

그러면 병의 증상별로 에센셜 오일을 나열해 놓았으니 자신의 병 증상에 맞추어 에센셜 오일을 블렌딩해 주세요.

주의사항 또한 매우 중요하므로 잘 읽어주시기 바랍니다.

Part 02

암에 따른 증상과 증상을 치유하는 에센셜 오일

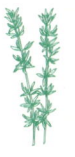

   이들 에센셜 오일은 현재 런던 병원에서 처방하고 있고 추천하는 에센셜 오일입니다.

   각 증상에 맞추어 마사지할 때는 본인이 좋아하는 향을 단독으로 캐리어 오일에 희석해서 사용하든지, 또는 2~3종의 에센셜 오일을 섞어서 캐리어 오일에 희석해서 사용하는 것이 좋습니다.

   상세한 것은 아로마테라피 방법을 보아주세요. 또 입욕이라든지 방향욕을 할 때에도 이러한 에센셜 오일을 즐겨 사용해보세요. 자신이 좋아하는 향을 즐기면서 병의 증상을 치유해가도록 합시다.

   가능한 한 빨리 에센셜 오일의 선택 방법을 숙지하고 실천해보도록 합시다.

   예를 들어, 부종이 있으면 먼저 '부기를 가라앉히고 싶을 때'의 항

목을 봅니다. 주니퍼베리 6방울에 캐리어 오일(스위트아몬드 오일) 30cc를 섞으면 당신을 위한 오일이 완성됩니다. 자주 오일을 만들다 보면 나중에는 주니퍼베리를 주체로 다양한 블렌딩 오일을 만들 수 있습니다.

예를 들어 주니퍼베리 4방울, 제라늄 1방울, 라벤더 1방울 총 6방울에 스위트아몬드 오일 30cc를 섞으면 됩니다.

마사지 오일을 이처럼 간단히 만들 수 있습니다. 그 밖에 입욕 시에는 부종을 제거하는 용도의 주니퍼베리를 주체로 에센셜 오일 단독으로 3~6방울 정도를 욕조에 넣습니다. 또한 스프레이하거나 손수건에 묻히기도 하고, 다른 여러 가지 방법으로 사용할 수 있습니다.

스스로 만들 수 없는 분은 간호하는 분이 에센션 오일을 선택하여 만들어주시면 됩니다.

성서 속에서도 막달라 마리아는 존경하고 사랑하는 예수 그리스도를 위해 에센셜 오일을 선택해 그를 위한 오일을 만들었습니다.

지금 당신 눈앞에 있는 사랑하는 분을 위해 정성을 다해 만들어주세요.

암에 동반되는 각 증상별로 효과가 있는 에센셜 오일

(1) 암의 통증을 완화하고 싶을 때

프랑킨센스, 클라리세이지, 카모마일, 네롤리, 자스민, 버가못, 제라늄, 마조람, 유칼립투스, 로즈마리, 페퍼민트, 로즈우드, 라벤더 이들 에센셜 오일에는 통증을 전달하는 신경이나, 정신적인 긴장을 완화해주는 효과가 있습니다. 예를 들면, 프랑킨센스는 유향이라 불리는 것인데 이집트에서는 진통제로 사용하고 있습니다.

(2) 근육 뭉침이나 경련을 진정시키고 싶을 때
로즈마리, 유칼립투스, 카모마일, 클라리세이지, 패출리, 네롤리, 스위트오렌지, 일랑일랑, 사이프러스, 바질, 마조람, 라벤더, 샌달우드

(3) 마비를 낫게 하고 싶을 때
페퍼민트, 라벤더, 로즈마리

(4) 신경통을 완화하고 싶을 때
페퍼민트, 유칼립투스, 카모마일, 제라늄

(5) 두통을 완화하고 싶을 때
로즈마리, 페퍼민트, 라벤더, 카모마일, 로즈, 카르다몬, 일랑일랑

(6) 관절이 류마티스처럼 아파서 통증을 완화하고 싶을 때
- 국부적 통증
  카모마일, 유칼립투스, 로즈마리, 라벤더, 마조람
- 전신적 통증
  로즈마리, 유칼립투스, 주니퍼베리, 사이프러스, 마조람

주니퍼베리, 사이프러스는 부기를 가라앉힙니다. 라벤더나 카모마일은 부드럽게 작용하여 치유합니다. 유칼립투스, 로즈마리는 상쾌한 느낌을 주지만 너무 많이 사용하지 않도록 농도를 지켜주세요.

(7) 소변이 나오지 않을 때
주니퍼베리, 시더우드, 블랙페퍼

주니퍼베리는 신장이나 간장 장해가 있을 때는 사용을 피해주세요. 이뇨작용이 있습니다.

(8) 부기, 부종을 가라앉히고 싶을 때
주니퍼베리, 패출리, 제라늄, 샌달우드, 사이프러스

(9) 가려움이나 염증을 억제하고 싶을 때
카모마일, 시더우드, 자스민, 샌달우드, 페퍼민트, 로즈, 라벤더

(10) 두드러기 등 피부 알레르기 증상을 치유하고 싶을 때
라벤더, 로즈

(11) 림프절이 부어 있을 때
네롤리, 버가못, 라벤더

직접 림프절 마사지는 피해주세요. 정제수 60cc에 이들 어느 것이든 에센셜 오일 6방울을 넣고 방향용 스프레이 혹은 스킨 후레쉬너로 사용합니다.

(12) 기침을 진정시키고 싶을 때
- 마른기침

  사이프러스
- 길게 계속하는 기침

  프랑킨센스, 네롤리
- 모든 기침

  유칼립투스, 라벤더, 샌달우드, 프랑킨센스, 티트리

(13) 메슥거림이나 구토증을 완화하고 싶을 때
펜넬, 페퍼민트, 라벤더, 샌달우드, 블랙페퍼, 로즈, 카모마일, 레몬, 로즈마리

(14) 변비를 해소하고 싶을 때
마조람, 블랙페퍼, 펜넬, 로즈마리, 레몬, 주니퍼베리

(15) 설사를 멈추게 하고 싶을 때
카모마일, 제라늄, 라벤더, 페퍼민트, 샌달우드, 유칼립투스, 블랙페퍼, 사이프러스, 로즈마리, 주니퍼베리, 클라리세이지

(16) 식욕부진을 낫게 하고 싶을 때
카모마일, 주니퍼베리, 버가못, 블랙페퍼, 로즈마리, 레몬, 스위트오렌지, 그레이프후르츠, 진저

(17) 소화불량이 있을 때
라벤더, 로즈마리, 버가못, 클라리세이지, 타임, 바질, 레몬그라스, 마리골드

(18) 복부에 가스가 차 있을 때
펜넬, 페퍼민트, 주니퍼베리, 블랙페퍼, 감귤계 전반

(19) 불안감이나 염려로 기분이 가라앉아 있을 때
버가못, 라벤더, 일랑일랑, 네롤리, 패출리, 제라늄, 카모마일, 사이프러스, 마조람, 스위트오렌지, 자스민, 클라리세이지, 로즈우드, 그레이프후르츠, 로즈, 레몬, 타임

암으로 고통 받고 있을 때는 마음속에 불안이나 걱정이 가득 차 우울한 기분이 될 때가 있습니다. 버가못이나 로즈우드는 원기를 회복시켜줍니다. 레몬이나 스위트오렌지 등은 행복한 기분으로 가득하게 합니다. 라벤더나 카모마일은 마음을 안정시켜 줍니다.

(20) 쇼크나 절망에서 다시 일어서고 싶을 때
프랑킨센스, 제라늄, 카모마일, 일랑일랑, 페퍼민트, 라벤더

성서 속에서도 그리스도의 탄생을 축복하여 바쳤던 귀한 에센셜 오일인 '유향', 바로 그것이 프랑킨센스입니다. 마음을 평화롭게 안정시키는 작용이 있고, 종교의식에도 자주 사용되며, 명상을 하고 싶을 때 매우 적당합니다. 에센셜 오일은 마음을 치유하는 작용이 있습니다.

쇼크나 절망감, 고독감은 생사의 경계를 넘을 때 누구나가 겪게 되는 두려운 감정입니다. 그렇기 때문에 당사자 밖에는 알 수 없는 괴로움이 있습니다.

말로 위로하는 것보다도 안아주고, 만져주고, 상냥하게 쓰다듬는 신체적인 접촉이 훨씬 더 효과를 높여줍니다.

(21) 편히 쉬고 싶을 때

라벤더, 샌달우드, 스위트오렌지, 네롤리, 일랑일랑, 패출리, 마조람, 클라리세이지, 카모마일, 버가못, 사이프러스, 벤조인

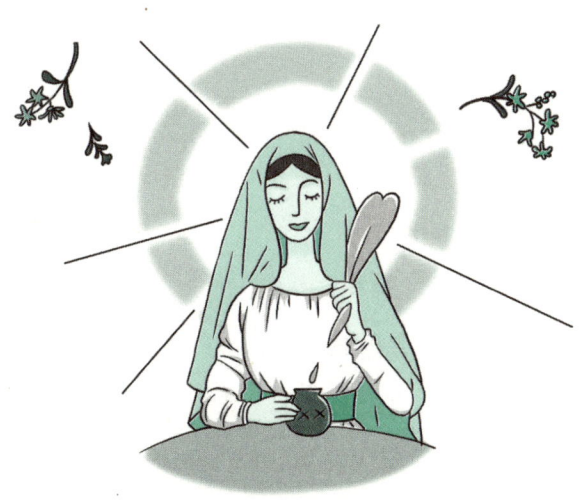

푹 쉰다는 것은 아주 중요한 일입니다. 카모마일이나 라벤더를 포함해서 에센셜 오일에는 우리의 몸과 마음을 치유하는 힘이 있습니다. 우리 몸의 60조의 세포로 에센셜 오일을 음미해 주세요. 중요한 것은 당신 자신의 생명력이 체내에서 자연스럽게 용솟음칠 때까지 느긋하게 기다리는 일입니다. 그러기 위해서는 잠시 큰 대자로 누워 에센셜 오일 향기에 둘러싸여 편안히 쉬어보세요.

(22) 잠들 수 없을 때

라벤더, 카모마일, 샌달우드, 네롤리, 마조람, 스위트오렌지, 로즈, 일랑일랑, 프랑킨센스, 벤조인

불면으로 괴로울 때는 에센셜 오일의 향기 효과를 매우 잘 느낄 수 있습니다. 좋아하는 향을 베갯머리에 뿌리고 누워 보세요. 푹 잠들 수 있을 겁니다.

(23) 행복해지고 싶을 때

스위트오렌지, 자스민, 로즈, 로즈우드, 버가못, 네롤리, 클라리세이지, 일랑일랑, 그레이프후르츠, 라벤더, 레몬

슬퍼질 때는 좋아하는 향과 음악으로 기운을 내봅시다. 에센셜 오일 가운데에도 행복감이나 마음의 충실감을 끌어내는 향기가 있습니다. 장미나 감귤류인 레몬, 스위트오렌지 등이 그렇습니다. 또 제 경험으로 남성분들에게는 장미 대신 로즈우드를 권하고 싶습니다.

(24) 용기를 얻고 싶을 때

버가못, 로즈마리, 스위트오렌지, 주니퍼베리, 자스민, 로즈, 로즈우드, 제라늄, 그레이프후르츠, 레몬

오늘만큼은 특별히 활기차게 지내고 싶은 날, 그런 날이 매일이라면 좋겠네요. 버가못은 원기를 샘솟게 하는 효과가 있습니다.

그러나 감귤류의 에센셜 오일이나 버가못을 사용할 경우에는 자외선을 받으면 안 됩니다. 193~198 페이지의 에센셜 오일 주의사항을 읽어 주세요. 로즈마리는 노화방지 오일이라고 불릴 정도입니다. 좋아하는 향으로 기운을 내서 활기차게 암을 진정시켜봅시다.

(25) 사랑을 느낄 때, 사랑에 빠지고 싶을 때

자스민, 로즈우드, 로즈, 일랑일랑, 패출리, 샌달우드, 클라리세이지

'산다'는 것은 '사랑을 느끼는 것'입니다. 암으로 인해서 당신 안의 무엇이 변했습니까? 지금 무엇을 느끼고 있습니까? 이것은 매우 중요합니다. 만약 '두려움이나 불안, 노여움' 등이 머리에 떠오른다면 현재 상태를 바꾸어 좋은 방향으로 이끌어 봅시다.

당신은 사랑받기 위해 태어났습니다. 그러기 위해서는 먼저 당신이 '사랑받는 존재'라는 것을 알 필요가 있습니다. 자연으로부터, 사람으로부터 사랑받고 있다고 느낄 때 비로소 "감사하다"는 감정이 가슴속 깊은 곳에서부터 솟아올라 올 것입니다.

이 기분은 눈에는 보이지 않지만 사람이나 자연을 비롯해 모든 존

재와 당신 사이를 연결해줍니다.

부디 이들 에센셜 오일 중에서 당신이 좋아하는 향을 골라 보시기 바랍니다.

Part 03 ─────────
각 증상별 처방 예

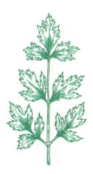

전체적인 사용법

* 마사지 오일의 블렌딩 비율은 1% 혹은 그 이하로 해주세요. 캐리어 오일 30cc에 에센셜 오일 6방울이 1% 농도입니다.
* 입욕할 때에는 6방울까지가 좋습니다. 섭씨 38도 전후의 미지근한 물이 가장 좋습니다.
* 습포는 세면기 하나에 4~5방울입니다.
* 건식 흡입은 티슈나 손수건에 1~2방울입니다.
* 부분욕(손이나 발만 세면기에 넣는 것)도 세면기 하나에 4~5방울입니다.

이상의 에센셜 오일 분량은 암으로 약해져 있는 몸과 마음에 작용하기에 충분합니다. 외국의 처방이나 일반 처방 중에는 조금 더 농도가 높은 것이 있지만, 여러분의 체질을 생각해서 부드럽게 작용할 수 있도록 하였습니다. 또한 캐리어 오일에 대해서는 런던에서 활약하고 있는 케이씨의 처방과 동일하게 전체적으로 스위트아몬드 오일로 했습니다. 다른 캐리어 오일을 10~20% 섞어도 좋습니다.

처방 예를 적어놓았지만, 이것은 예의 일부분일 뿐입니다. 자극이 적은 에센셜 오일의 경우에는 그 오일만 단독으로 사용하여 캐리어 오일에 블렌딩해도 좋습니다.

예를 들면, 잠에 들 수 없을 때, 처음에는 라벤더 6방울에 스위트아몬드 오일 30cc를 블렌딩하여 쉽고 간단하게 만들어 보세요.

무엇보다 중요한 것은 당신 자신이 좋아하는 향을 중심으로 병의 증상에 맞추어서 에센셜 오일의 치유 효과를 음미하는 것입니다.

당신 스스로 만들던가, 간호하는 분을 통해 만들어 보세요. 아주 간단히 만들 수 있습니다.

다음에는 '케이 앤 노리코'의 처방 몇 가지를 소개합니다.

암 통증을 완화하고 싶을 때

〈마사지 예〉

① 프랑킨센스 4방울, 카모마일 1방울, 제라늄 1방울, 스위트아몬드 오일 30cc

② 네롤리 3방울, 마조람 2방울, 카모마일 1방울, 스위트아몬드 오일 30cc

③ 프랑킨센스 6방울, 스위트아몬드 오일 30cc

①과 ②처럼 몇 종류를 섞어도 좋습니다. 또 ③처럼 단독으로 해도 좋으나, 로즈마리, 페퍼민트, 유칼립투스는 자극이 강하므로 단독처방은 피하도록 합니다. 림프절이나 암 환부의 마사지는 피하고 이외의 부분을 부드럽게 마사지합니다. 누르거나 문지르지 말아야 합니다.

〈입욕 예〉

① 자스민 2방울, 라벤더 4방울

② 로즈마리 2방울, 라벤더 4방울

③ 네롤리 4~6방울

입욕의 경우 6방울이 가장 적당합니다. 3방울이나 4방울이어도 상관없습니다. 또 단독으로 사용해도 좋습니다. 편안하게 이완되는 섭씨 38도 정도의 미지근한 물이 좋습니다.

〈온습포 예〉

세면기 하나 분량의 따뜻한 물 2리터, 프랑킨센스 2방울, 카모마일 2방울

온습포는 은근히 지속되는 통증이나 만성 통증에 좋습니다. 타월을 가볍게 짜서 아픈 곳에 5~10분 정도 갖다 댑니다. 2~3회 정도 반복합니다. 결코 문지르거나 눌러서는 안 됩니다.

〈냉습포 예〉

세면기 하나 분량의 물 2리터, 페퍼민트 1방울, 카모마일 1방울, 라벤더 2방울

급격한 통증이나 화끈거리는 통증에는 냉습포가 좋습니다. 아픈 부위에 타월로 가볍게 짜서 갖다 댑니다. 2~3회 갈아줍니다.

근육 뭉침이나 화상에 따른 염증을 진정시키고 싶을 때

〈마사지 오일 예〉

① 유칼립투스 2방울, 로즈마리 1방울, 카모마일 3방울, 스위트아몬드 오일 30cc
② 스위트오렌지 3방울, 네롤리 2방울, 클라리세이지 1방울, 스위트아몬드 오일 30cc

①은 유칼립투스(타이거 밤이나 멘소레담에 들어 감)가 들어가 시원한 느낌을 주며 근육의 긴장이나 뭉침을 풀어줍니다. 단, 자극이 강하므로 적정량을 지켜주세요.

②는 오렌지 향과 더불어 편안하고 부드럽게 근육의 당김이나 긴장을 완화해줍니다.

〈입욕제〉

① 일랑일랑 3방울, 카모마일 3방울
② 로즈마리 4방울, 카모마일 2방울

①이나 ②와 같이 좋아하는 향을 선택하여 섭씨 38도 정도의 욕조 물에 넣어주세요. 적정량은 최대 6방울입니다.

〈냉습포 예〉

유칼립투스 1방울, 마조람 2방울, 라벤더 1방울, 세면기 하나 분량의 물 2리터

〈온습포 예〉

샌달우드 1방울, 카모마일 2방울, 라벤더 1방울, 세면기 하나 분량의 따뜻한 물 2리터

세면기 하나 분량의 따뜻한 물에 수건을 적신 후 가볍게 짜서 갖다 댑니다. 갑작스러운 경련이나 뭉침이 시작된 경우는 냉습포가 좋습니다. 서서히 낫고 싶을 때는 온습포로 합니다.

〈실내 방향 예〉

신체의 긴장을 전체적으로 완화하기 위해서는 일랑일랑이나 라벤더, 샌달우드, 카모마일 등을 방향욕과 같은 방법으로 방 전체에 뿌립니다.

마비를 낫게 하고 싶을 때

〈마사지 예〉

페퍼민트 3방울, 라벤더 3방울, 스위트아몬드 오일 30cc

〈입욕 예〉

페퍼민트 3방울, 라벤더 3방울

〈습포 예〉

페퍼민트 2방울, 라벤더 2방울, 세면기 하나분의 물 2리터

흡입할 경우, 티슈나 손수건에 페퍼민트 2~3방울을 떨어뜨려 직접 코에 가져갑니다. 페퍼민트는 상쾌한 향으로 자극이 강하므로 낮은 농도로 다른 에센셜 오일과 맞추어서 사용합니다. 또는 로즈마리와 페퍼민트를 같이 사용해도 마비 완화에 좋습니다.

신경통을 완화하고 싶을 때

〈마사지 예〉

페퍼민트 2방울, 유칼립투스 2방울, 카모마일 2방울, 스위트아몬드 오일 30cc

〈입욕 예〉

페퍼민트 2방울, 유칼립투스 2방울, 제라늄 2방울

두통을 완화하고 싶을 때

〈마사지 예〉

① 로즈마리 2방울, 페퍼민트 2방울, 라벤더 2방울, 스위트아몬드 오일 30cc
② 라벤더 3방울, 일랑일랑 3방울, 스위트아몬드 오일 30cc

①의 로즈마리는 뇌 안의 혈류를 증가시키는 작용이 있습니다. 또 로즈마리는 간질이나 고혈압일 경우는 마사지 오일에 블렌딩하지 않는 것이 좋습니다. ②의 처방은 라벤더 등을 넣어 고혈압으로 두통을 앓는 분을 위한 마사지 오일입니다.

〈입욕 예〉

① 로즈마리 2방울, 페퍼민트 2방울, 라벤더 2방울

② 라벤더 3방울, 일랑일랑 3방울

〈실내 방향 예〉

로즈마리, 카모마일을 사용하여 20분정도 실내에 발향합니다.

국부적으로 관절이 아플 때

〈마사지 예〉

유칼립투스 2방울, 로즈마리 2방울, 카모마일 2방울, 스위트아몬드 오일 30cc

전체적으로 관절이 아플 때

〈마사지 예〉

유칼립투스 2방울, 주니퍼베리 2방울, 로즈마리 2방울, 스위트아몬드 오일 30cc

〈입욕 예〉

- 부분적인 통증

    로즈마리 2방울, 카모마일 2방울, 라벤더 2방울

- 전체적인 통증

  로즈마리 2방울, 유칼립투스 2방울, 마조람 2방울
- 눈물이 잘 나오지 않을 때

〈마사지 예〉

주니퍼베리 3방울, 시더우드 3방울, 스위트아몬드 오일 30cc

부기, 부종을 내리고 싶을 때

〈마사지 예〉

① 주니퍼베리 3방울, 제라늄 3방울, 스위트아몬드 오일 30cc

② 패출리 2방울, 샌달우드 3방울, 제라늄 1방울, 스위트아몬드 오일 30cc

①은 주니퍼베리가 들어가 간에 장애가 없고, 부종이 있는 분을 위한 마사지 오일입니다. ②는 샌달우드 중심이므로 누구에게나 사용 가능합니다. 샌달우드는 부드러운 이뇨작용이 있으므로 병상에 계신 분의 발 부종 마사지에 자주 사용합니다.

가려움이나 염증을 없애고 싶을 때

〈마사지 예〉

① 카모마일 3방울, 라벤더 3방울, 스위트아몬드 오일 30cc
② 페퍼민트 1방울, 카모마일 4방울, 샌달우드 1방울, 스위트아몬드 오일 30cc

카모마일을 포함하여 다른 에센셜 오일은 가려움이나 염증을 완화해줍니다. 암 치료 과정에서 피부가 건조하여 거칠거칠한 느낌이 들거나 심리적 원인을 동반하는 가려움을 경험할 수도 있습니다. 이럴 때 카모마일이나 라벤더, 샌달우드 등은 마음과 몸 모두를 치유해줍니다. 부신피질 호르몬 외용제를 포함하여 화학제제의 장기적 사용과 달리 에센셜 오일은 부드럽게 작용하여 부작용 없이 피부를 윤기 나게 하며 염증을 가라앉혀 줍니다.

두드러기 등 피부의 알레르기 증상을 낫게 하고 싶을 때

〈마사지 예〉

라벤더 4방울, 로즈 2방울, 스위트아몬드 오일 30cc

피부 염증과 마찬가지로 알레르기 같은 두드러기에는 카모마일이나 라벤더가 잘 듣습니다.

〈입욕 예〉

라벤더 4방울, 로즈 2방울

외국 문헌이나 일반 서적에는 카모마일이 두드러기에 효과가 있다는 주장도 있으나 아로마테라피스트인 하시모토 에이코씨의 보고에 따르면 일본인의 경우 두드러기에는 카모마일이 듣지 않는 분도 있다고 하므로 처방 예를 간략히 하였습니다.

기침을 진정시키고 싶을 때

● 마른기침

〈흡입〉

사이프러스 3방울을 티슈나 손수건에 떨어뜨려 기침이 나올 때 코에 갖다 댑니다.

〈증기 흡입〉

세면기나 찻잔에 사이프러스 1~3방울을 넣고 올라오는 증기를 흡입합니다.

〈실내 방향욕〉

티트리와 라벤더를 섞어서 실내 방향욕을 합니다.

● 심하게 계속 되는 기침

프랑킨센스나 네롤리를 흡입 혹은 증기흡입 하거나 실내에서 방향욕을 합니다.

● 모든 기침

〈마사지 예〉

① 유칼립투스 2방울, 라벤더 4방울, 스위트아몬드 오일 30cc
② 샌달우드 1방울, 프랑킨센스 3방울, 라벤더 2방울, 스위트아몬드 오일 30cc

①은 유칼립투스가 들어감으로 상쾌한 느낌이 듭니다. ②는 가슴 통증을 동반하는 기침을 진정시키는 효과도 있습니다.

〈입욕 예〉

① 유칼립투스 2방울, 라벤더 4방울
② 샌달우드 1방울, 프랑킨센스 2방울, 라벤더 3방울

메슥거림, 오심을 완화하고 싶을 때

〈마사지 예〉

페퍼민트 1방울, 펜넬 2방울, 라벤더 3방울, 스위트아몬드 오일 30cc

〈입욕 예〉
페퍼민트 2방울, 카모마일 2방울, 라벤더 2방울

〈흡입 예〉
속이 메슥거릴 때, 페퍼민트 1~2방울을 손수건이나 티슈에 떨어뜨려 코에 갖다 댑니다.

다른 에센셜 오일도 구토, 메슥거림을 완화하는 작용이 있으므로 좋아하는 향을 1~2종류 섞어서 사용해도 좋습니다.
또 감귤류, 특히 레몬이 효과적입니다.

변비를 완화하고 싶을 때

〈마사지 예〉
펜넬 3방울, 로즈마리 3방울, 스위트아몬드 오일 30cc

〈입욕 예〉
마조람 2방울, 펜넬 2방울, 라벤더 2방울

라벤더는 심신 이완을 위해 첨가했습니다.

〈습포 예〉
펜넬 2방울, 로즈마리 1방울, 마조람 1방울

습포는 세면기 하나 분량의 따뜻한 물에 에센셜 오일을 넣고 수건을 적셔 가볍게 짜서 만듭니다. 따뜻한 습포를 복부 위에 놓고 2~3회 갈아줍니다.

설사를 멎게 하고 싶을 때

〈마사지 예〉

카모마일 2방울, 제라늄 2방울, 샌달우드 2방울, 스위트아몬드 오일 30cc

〈입욕 예〉

라벤더 3방울, 제라늄 3방울

설사를 할 때에는 장을 이완해주는 것이 중요합니다. 라벤더나 카모마일은 장 근육을 포함하여 전신 근육을 이완하는 효능이 있습니다.

식욕부진일 때

〈마사지 예〉

레몬 2방울, 스위트오렌지 2방울, 주니퍼베리 2방울, 스위트아몬드 오일 30cc

〈입욕 예〉

스위트오렌지 4방울, 카모마일 2방울

식욕부진일 때는 감귤류의 오일이 매우 효과적입니다.

복부에 가스가 찼을 때

〈마사지 예〉
펜넬 3방울, 주니퍼베리 3방울, 스위트아몬드 오일 30cc

〈입욕 예〉
펜넬 3방울, 주니퍼베리 2방울, 페퍼민트 1방울

불안이나 근심으로 기분이 가라앉아 있을 때

〈마사지 예〉
① 버가못 3방울, 제라늄 3방울, 스위트아몬드 오일 30cc
② 로즈우드 2방울, 자스민 4방울, 스위트아몬드 오일 30cc

①의 버가못은 기분이 가라앉아 있을 때 원기를 부여합니다. 다만 버가못을 비롯한 감귤류를 사용할 때는 12시간 동안은 햇볕에 노출되지 않도록 해야 합니다.

〈입욕 예〉

① 샌달우드 3방울, 제라늄 3방울,
② 스위트오렌지 4방울, 카모마일 2방울

충격이나 절망감으로부터 벗어나고 싶을 때

〈마사지 예〉

프랑킨센스 4방울, 제라늄 2방울, 스위트아몬드 오일 30cc

〈입욕 예〉

일랑일랑 3방울, 라벤더 3방울

마음을 안정시키고 편히 쉬고 싶을 때

〈마사지 예〉

① 카모마일 2방울, 네롤리 3방울, 샌달우드 1방울, 스위트아몬드 오일 30cc
② 라벤더 3방울, 마조람 2방울, 페퍼민트 1방울, 스위트아몬드 오일 30cc

〈입욕 예〉

클라리세이지 3방울, 카모마일 3방울

잠 못 이룰 때

〈마사지 예〉

라벤더 4방울, 마조람 2방울, 스위트아몬드 오일 30cc

〈입욕 예〉

스위트오렌지 3방울, 카모마일 3방울

살아 갈 의욕을 잃었을 때

〈마사지 예〉

① 버가못 2방울, 로즈마리 2방울, 자스민 2방울, 스위트아몬드 오일 30cc
② 로즈 4방울, 자스민 2방울, 스위트아몬드 오일 30cc

〈입욕 예〉

① 스위트오렌지 3방울, 제라늄 3방울
② 로즈우드 4방울, 자스민 2방울

사랑을 하고 싶을 때, 사랑을 받고 싶을 때

〈마사지 예〉

① 로즈우드 4방울, 자스민 1방울, 일랑일랑 1방울, 스위트아몬

드 오일 30cc
② 로즈 4방울, 자스민 1방울, 클라리세이지 1방울, 스위트아몬
　　드 오일 30cc

②는 여성 세포 재생에도 효과가 큽니다.

Part 04 ─────

에센셜 오일의 약효와
올바른 사용법

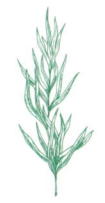

　에센셜 오일 대부분은 항균, 살균효과나 항염증, 방부효과를 갖고 있습니다. 이것은 에센셜 오일이 페놀이나 알코올 등을 비롯한 많은 화학구조를 갖는 복합성분으로 이루어져있기 때문입니다.

　이들은 천연 항생물질처럼 작용하고 약해진 신체를 바이러스나 박테리아로부터 보호하는 역할도 합니다. 이렇게 에센셜 오일은 약효 성분을 포함하기 때문에 반드시 사용상 주의해야 할 것이 있습니다.

　먼저 전체적으로 말할 수 있는 것은 에센셜 오일의 농도는 반드시 지켜야 한다는 점입니다.

　저는 서양인의 피부가 아닌 동양인의 피부라는 점과 암으로 약해진 몸의 치유를 목적으로 사용해야 함을 고려해서 최대 농도는 마사지의 경우 1%이하로 하였습니다. 마찬가지로 다른 사용법의 경우에도 각각의 농도를 지켜주시기 바랍니다.

예를 들면, 펜넬의 최대 안전 농도는 7%입니다. 이것은 펜넬이 여성호르몬 물질인 에스트로겐을 함유하고 있기 때문입니다. 마찬가지로 바질의 경우, 최대 안전 농도는 5%입니다. 수면제도 적정량 이상 먹으면 안 되듯이 에센셜 오일도 과도하면 몸에 해를 끼칠 수 있기 때문입니다.

농도가 진해지면 효과가 없습니다. 반드시 농도를 지켜야합니다.

또 민감성 피부, 알레르기가 있는 분은 패치 테스트를 한 후에 사용할 것을 권합니다. 패치 테스트는 만든 오일을 한 방울 팔 안쪽에 발라 테이프를 붙이고 24시간 동안 상태를 보는 것입니다.

특히 로즈마리, 페퍼민트, 레몬그라스, 레몬, 버가못, 티트리, 일랑일랑 등은 패치 테스트를 하거나 반드시 다른 오일과 블렌딩해서 사용해주시기 바랍니다.

유방암, 자궁암, 전립선암 및 호르몬 요법으로 암 치료를 하고 계시는 분은 다음의 성분을 포함하는 에센셜 오일을 사용해서는 안 됩니다.

* 아네톨, 시트랄 등 에스트로겐 성분을 포함하는 펜넬, 레몬그라스, 스타아니스, 멜리사 능.

다음은 주로 사용하는 에센셜 오일의 주의사항을 각 종류별로 열거했습니다. 예를 들면

버가못 :

버갑텐(bergaptene)이라는 화학물질에 의해 사용 후 12시간 이내에는 햇빛에 노출되면 염증을 일으킵니다.

농도 1% 이하로 사용하고 다른 에센셜 오일과 블렌딩할 것.

사이프러스 :

임신초기는 사용을 금할 것.

펜넬 :

자궁암, 유방암, 전립선암 및 호르몬 요법의 경우 사용하지 말 것. 임신 중이나 간질인 사람도 사용하지 말 것. 1% 이하의 낮은 농도로 다른 에센셜 오일과 블렌딩해서 사용할 것.

제라늄 :

임신 중에는 사용을 금할 것

그레이프후르츠 등 감귤계 에센셜 오일 :

버가못과 마찬가지로 햇빛에는 염증을 일으키기 쉬우므로 사용 후 12시간 이내에 일광이나 자외선에 피부를 노출하지 말 것.

유칼립투스 :

고혈압, 간질인 사람은 사용 금지.

주니퍼베리 :
간이나 신장 질환을 앓는 사람은 사용을 금할 것. 임신 중에는 사용하지 말 것. 장기간 사용은 피할 것.

로즈마리 :
간질, 고혈압인 사람은 사용을 금할 것. 임신 중에는 사용하지 말 것.

카모마일 :
임신 초기에는 사용을 금할 것. 저혈압인 사람은 사용하지 말 것.

라벤더 :
임신 초기에는 사용을 금할 것.

페퍼민트 :
자극이 강하므로 저농도로 사용하거나 다른 에센셜 오일과 블렌딩하여 사용할 것. 또한 크로람페니콜(chloramphenicol), 스트렙토마이신(streptomycin), 설파제(sulfa), 아스피린(aspirin)이 사용금지인 사람은 페퍼민트의 성분인 멘톨(menthol)이 체질적으로 맞지 않으므로 사용을 금할 것.

일랑일랑 :
저농도인 1% 이하를 반드시 지킬 것. 과잉으로 사용하면 두통이나

구토를 일으킬 가능성이 있으므로 용량을 정확히 지킬 것.

타임 :

고혈압이나 임신 중에는 사용하지 말 것. 장기 사용도 금할 것.

레몬그라스 :

저농도 사용을 지킬 것.

클라리세이지 :

임신 중에는 사용을 금할 것.

바질 :

자극이 강하므로 저농도 사용을 지킬 것.

마조람 :

저혈압인 사람은 사용을 금할 것. 임신 중에도 사용하지 말 것.

이상 많은 에센셜 오일 중에서 이 책에서 다루고 있는 것을 중심으로 사용상의 주의할 점을 정리해 보았습니다. 에센셜 오일의 약효 파트에서도 설명하고 있으므로 잘 살펴봐 주세요.

또한 경구 투여는 고농도가 되고 현재 치료 중인 약재에도 영향을 미치므로 의사의 처방이 없는 한 절대 피해주시기 바랍니다.

7장

에센셜 오일의 종류와 특징

Part 01
암 환자에게 권하는 에센셜 오일

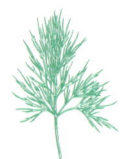

여기에서는 암으로 고통 받는 분들에게 좀 더 필요하다고 생각되는 에센셜 오일을 모아보았습니다. 대부분의 에센셜 오일은 성분 자체에 항균작용을 지니고 있습니다. 또한 스트레스나 불안감 등 갖가지 정신적으로 불안정한 상황으로부터 살아가는 기쁨이나 활력을 불러일으키는 향도 포함되어 있습니다.

[그림 30]은 중복되기는 하지만 참고로 보아주시기 바랍니다. 이 책에서 다루는 중요한 에센셜 오일은 다음과 같습니다.

(1)프랑킨센스 (2)클라리세이지 (3)카모마일 로만 (4)카모마일 저먼 (5) 네롤리 (6)자스민 (7)버가못 (8)제라늄 (9)마조람 (10)유칼립투스 (11)로즈마리 (12)페퍼민트 (13)로즈우드 (14)라벤더 (15)패출리 (16)일랑일랑 (17)사이프러스 (18)

바질 (19)샌달우드 (20)스위트오렌지 (21)주니퍼베리 (22)로즈 (23)레몬 (24)펜넬 (25)그레이프후르츠 (26)티트리 (27)레몬그라스 (28)벤조인 (29)파인 (30)미르 (31)블랙페퍼 (32)팔마로사 (33)진저 (34)클로버

에센셜 오일 자료

(1) 프랑킨센스(유향)

학명 : Boswellia carterii
과목 : 올리브(Burseraceae)
산지 : 중동
추출법/부위 : 수증기 증류법/수지(E)
작용 : 진정, 신경강장, 살균, 수렴작용, 피부미용, 흉터, 상처 치료에 효과적임.
향기 : 달콤하고 신비한 느낌

성서에서 보면 예수님이 탄생할 때 동방박사들의 축하선물이었던 귀중한 에센셜 오일입니다. 고대에는 황금에 필적하는 가치를 지녀 종교적 제의나 명상, 진통제로 사용되었습니다.

(2) 클라리세이지

학명 : Salvia sclarea
과목 : 꽃풀과(Labletee)
산지 : 프랑스, 모로코
추출법/부위 : 수증기 증류법/잎과 꽃
작용 : 항우울증, 진통, 진정, 최음, 자궁강장, 분만촉진, 살균, 소독
사용상의 주의 : 임신 중 사용 금지. 가벼운 수면작용

[그림 30] 아로마테라피를 위한 에센션오일과 그 작용

에센셜 오일	오일	오일명	꽃, 플로랄					시트러스			허벌	
			로즈	자스민	네롤리	제라늄	일랑일랑	카모마일	레몬	버가못	그레이프후르츠	라벤더	로즈마리
		기호성											
		안전성	A	B	B	A	B	A	B	B	B	A	A
효과·작용		살균·항균작용	O	△	O	O	O	◎	O	O	△	O	O
		진정작용	O	O	O	O	O	◎		O	O	O	
		진통작용	O		O			O		O		O	
		순경작용	O	O	O			O					
		정신안정작용			◎		◎				O	O	
		수면작용		O	◎			O			O	◎	
		강장 고양작용	O	O	O				O			O	
		각성작용			O				◎				O
		항우울증작용	O	O	O	O		O	◎	O		O	
		상처치료작용			O			O			O	◎	O
		피부강화작용	O							O		O	
		항염증작용	O		O			◎					
		거담작용							O				
		해열작용							O	O	O		
		발한작용							O				O
		진해작용											
		혈압상승작용											O
		혈압강하작용					O		O			O	
		지혈작용	O			O			O	O			
		이뇨작용				O			O		O	O	O
		식욕촉진작용							O		O		
		식욕억제작용											O
		제토항실신작용	O				O					O	O
		통경작용	O	O				O				O	O
		혐연작용							O	O	O		

	허벌					스파이시						리피						
	타임	유칼립투스	티트리	히솝	페퍼민트	오일명	마조람	클로브	세이지	클라리세이지	진저	주니퍼베리	파인	사이프러스	히노끼	호쇼	샌달우드	벤조인
	C	A	B	C	B	B	B	C	C	B	B	A	C	A	B	A	A	B
	◎	◎	◎	O	△	O	O	◎	O	O	O	◎	◎	O	O	O	O	O
				O			O	◎	O	◎			O		◎	O	O	O
			O	O	O	O	O	O	O			O		O		O		
	O	O			O		O	O	O			O		O			O	
										O		O	O	O	O			O
							◎		O									
	O	O		O	O	O	O	O	O	O		O	O	O	O	O		
	O			O		◎	◎					O						
						O	O	O		O				O			O	
	O	◎	O	O			O					O		O	O	O		O
		O				O												
		O		O	O			O					O		O			
		O		O	O													
	O	O	O	O	O	O	O						O			O	O	
				O						O		O	O					
	O		O							O						O		
												O				O		
	O			◎					O									
				O		◎			O									
														O				
	O	O	O	O	O			O				O	O	O			O	O
	O				O		O	O	O			O						
			O	O														
		O																
						O		O										
	O			O	O	O	O		O	O		O						
							O			O								

신경불안, 스트레스를 완화해주는 부드러운 향기, 여성 내분비계의 호르몬 조정에도 좋습니다. 또한 충실감이나 심신의 강장작용도 있습니다. 세이지와는 다른 종류입니다.

(3) 카모마일 로만
학명 : Anthemis nobilis
과목 : 국화과(Compositae)
산지 : 인도, 프랑스, 모로코
추출법/부위 : 수증기 증류법/꽃
작용 : 항우울증, 진정, 신경강장, 항염증
사용상의 주의 : 임신초기는 사용 금지.

(4) 카모마일 저먼
학명 : Matricaria recutita
과목 : 국화과(Compositae)
산지 : 영국 등 유럽 각지
추출법/부위 : 수증기 증류법/꽃
작용 : 항우울증, 진정, 항염증, 순환기계 강장, 소화기계 강장, 피부미용, 가려움증 완화, 항균작용
사용상의 주의 : 임신초기는 사용금지

피부 트러블, 스트레스, 위장장애 등에 효과가 좋습니다. 고대 이집트에서는 성스러운 꽃으로 여겨졌으며, 다양한 병 치료에 사용되었습니다. 사과의 달콤한 향기와 비슷하며, 신경통을 완화하고 심신 통증을 치유합니다.

카모마일 로만이 노란 사과향과 비슷한 반면에, 카모마일 저먼은 푸른빛을 띤 허브향이 납니다.

감기나 복통, 가려움을 낫게 하는 데도 효과가 있습니다. 카모마일은 염증을 진정시키는 데에 만능에 가까운 오일입니다. 또 매우 향긋한 국화꽃 에센셜 오일이 부드럽게 작용하여 암으로 약해진 몸과 마음의 치유를 도와줍니다.

(5) 네롤리
학명 : Citrus aurantium
과목 : 운향과(Rutaceae)
산지 : 프랑스, 모로코, 튀니지아
추출법/부위 : 수증기 증류법이나 냉침법, 압축법/꽃
작용 : 항우울증, 진정, 최음, 진경(鎭痙), 신체강장, 피부미용, 신경성 대장증상 치유, 강심
사용상의 주의 : 압축법으로 얻은 네롤리 중에는 빛이 닿으면 염증을 유발하는 것이 있으므로 사용 후 12시간은 빛이 닿지 않도록 할 것.

귤꽃과 닮은 향으로 교감신경을 안정시키고 행복감이나 숙면을 촉진합니다. 과로나 염려, 슬픔, 충격 등에서 벗어날 수 있게 해줍니다.

(6) 자스민
학명 : Jasminum grandiflorum/Jasminum officinale
과목 : 자스민과(Jasminaceae)
산지 : 프랑스, 이탈리아, 모로코, 인도, 이집트
추출법/부위 : 냉침법/꽃

작용 : 항우울증, 신경 강장, 자궁 강장, 진경, 최음, 분만촉진.

달콤한 향으로 로즈, 네롤리와 함께 정신적으로 가라앉아 있을 때, 용기와 행복감을 부여합니다.

(7) 버가못
학명 : Citrus Bergamia
과목 : 운향과(Rutaceae)
산지 : 이탈리아
추출법/부위 : 압축법/열매 껍질
작용 : 항우울증, 진경강장, 방부, 항바이러스, 신체강장, 건위 소화, 식욕증진
사용상의 주의 : 버캅텐이라는 성분을 지니고 있어 빛에 노출되면 염증을 일으킬 수 있으므로 사용 후 12시간 동안은 빛에 노출하지 말 것.

달콤한 감귤류의 향으로 얼그레이 홍차 향을 낼 때에 사용되고 있습니다. 정신적으로나 위가 무기력해졌을 때 기운을 북돋아 줍니다. 또 약해진 신체가 바이러스에 감염되는 것을 막아주는 역할도 합니다. 예를 들면, 기관지나 요도의 항균에도 도움이 됩니다.

(8) 제라늄(로즈 제라늄 및 애플 제라늄)
학명 : Pelargonium aoperum(graveolens)/odoratissium
과목 : 쥐손이풀과(Geraniales)
산지 : 모로코, 프랑스, 스페인
추출법/부위 : 수증기증류법/잎과 꽃
작용 : 항우울증, 살균, 소독, 수렴, 피부 트러블 전반, 제충(벌레 퇴치), 갱년

기 장애 개선.
사용상 주의 : 임신 중에는 사용하지 말 것.

로즈와 같은 달콤하고 산뜻한 향입니다. 예로부터 피부 상처나 동상, 습진에 이르기까지 피부약으로 사용되었습니다. 피부를 낫게 할 뿐만 아니라, 교감신경과 부교감신경의 밸런스를 맞추어 마음도 밝아지고 기운이 나게 합니다. 또 다른 에센셜 오일과 블렌딩해도 잘 어울리는 오일입니다.

(9) 마조람

학명 : Origanum majorana
과목 : 꽃풀(Labiatae)
산지 : 프랑스
추출법/부위 : 수증기증류법/잎과 꽃
작용 : 진정, 신경강장, 해독, 진경, 진통, 소화촉진, 갑상선 기능 조정, 순환기계 강장

달콤하고 매콤한 향입니다. 고대 로마나 그리스에서 해독, 진경 치료에 사용되었습니다. 마음의 경련이라 할 수 있는 초조함, 분노, 긴장이나 신체 근육 경련 및 위경련을 완화해줍니다. 이는 마조람이 부교감 신경을 강장하고 심신 모두를 안정시키는 역할이 있기 때문입니다.

(10) 유칼립투스

학명 : Eucalyplus globulus/Eucalyplus divis
과목 : 도금양과(Myrtaceae)

산지 : 호주
추출법/부위 : 수증기증류법/잎
작용 : 진경, 항염증, 거담, 소독, 항균, 활력증진, 집중력 강화, 각성, 자극, 발한 억제, 냄새 제거, 이뇨작용.

호주 원주민의 민간약으로 민트계열의 산뜻한 향입니다. 멘소레담에도 들어갑니다. 근육통이나 목통증을 완화해주고 머리를 맑게 하며 쾌적하게 합니다. 이 밖에 만성피로에도 잘 듣는 유칼리 라디아타도 있습니다.

(11) 로즈마리

학명 : Rosmarinus officinalis
과목 : 꽃풀과(Labiatae)
산지 : 프랑스, 포르투갈 등
추출법/부위 : 수증기 증류법/잎
작용 : 항우울, 신경강장, 신체강장, 순환기계 강장, 건위, 식욕증진, 집중력 강화, 자극, 간과 담낭의 강장, 혈관 벽 강화, 노화방지, 항염증, 저혈압의 개선, 두통 해소, 수렴, 구토증 방지.
사용상 주의 : 자극이 강하므로 사용량을 지킬 것. 고혈압, 간질, 임신 중에는 사용금지.

로즈마리는 에도부터 회춘하게 해주는 에센셜 오일로 사용되어 왔습니다. 뇌 속의 기억이나 지능을 관장하는 해마를 자극하여 집중력을 높이고 원기를 불러일으킵니다. 또한 동맥경화를 예방, 혈관 벽을 강화하여 쇠약해진 마음이나 몸을 활성화해주고 기운을 북돋아

줍니다. 산뜻하며 강한 향입니다. 로즈마리에는 시네올, 캄파, 페르펜 등의 종류가 있고 효능에도 조금씩 차이가 있습니다.

(12) 페퍼민트

학명 : Mentha piperita
과목 : 꿀풀과(Labiatae)
산지 : 영국, 프랑스, 미국
추출법/부위 : 수증기증류법/잎
작용 : 신경강장, 구토 억제, 건위, 소화촉진, 진통, 항균 및 소독, 집중력 강화, 자극, 지사, 흥분 억제
사용상 주의 : 자극이 강하므로 사용량을 지킬 것. 케톤류가 들어있으므로 소화기 계통의 밸런스 조정에도 탁월합니다. 또 소량을 사용하면 기분을 진정시켜 주고, 다량을 사용하면 흥분시키는 작용도 있습니다. 근육통이나 두통 외에 머리를 맑게 해주고 심신의 피로를 해소해주는 역할도 합니다.

(13) 로즈우드

학명 : Aniba rosaeodora
과목 : 녹나무과(Lauraceae)
산지 : 브라질
추출법/부위 : 수증기증류법/나무 부위
작용 : 항우울, 집중력 강화, 최음, 신체강장, 진통, 땀 억제, 살균, 소독, 피부미용
사용상 주의 점 : 유아들에게는 사용 금지.

로즈우드는 면역계 기능 강화와 함께 스트레스를 완화해주고 자율신경을 조정합니다.

(14) 라벤더

학명 : Lavandula officinalis
과목 : 꿀풀과(Labiatae)
산지 : 프랑스, 영국
추출법/부위 : 수증기증류법/꽃과 잎
작용 : 항우울, 진정, 진통, 항염증, 순환기계 강장, 신경강장, 진경, 수면촉진, 피미용, 살균
사용상 주의 : 임신 초기나 저혈압인 사람은 사용 금지.

라벤더는 달콤한 플로랄 풍의 향입니다. 라벤더 향은 뇌파를 알파파로 바꾸어 심신을 이완시키고 면역력을 높입니다. 불면이나 고혈압인 분에게도 좋습니다. 또 신체의 기관지나 피부염증을 비롯해 마음의 염증인 두려움이나 분노, 불안감을 진정시키는 효력을 갖고 있습니다.

(15) 패출리

학명 : Pogostemon cablin
과목 : 꿀풀과(Labiatae)
산지 : 인도, 말레시아, 인도네시아
추출법/부위 : 수증기증류법/잎
작용 : 진정, 최음, 살균, 소독, 이뇨, 항염증, 미백, 수렴, 냄새 제거, 땀 분비 억제, 방충
사용상 주의 : 사용량을 정확히 지킬 것.

패출리는 독특한 향이 나므로 취향이 나뉠 수 있습니다. 암으로 마

음이 약해졌을 때, 무기력한 기분을 일소시키고 남국의 이국적인 기분을 맛볼 수 있게 해줍니다. 이뇨작용이 있으므로 부기를 가라앉히는 데도 좋습니다. 식욕억제 효과가 있으므로 다이어트도 되지만 지나치게 사용하지 않도록 주의하는 것이 좋습니다.

(16) 일랑일랑

- 학명 : Cananga odorata
- 과목 : 아노나과(Annonaceae)
- 산지 : 아시아 남부
- 추출법/부위 : 수증기증류법/꽃
- 작용 : 진정, 혈압 강하, 최음, 살균, 소독, 신경계 강장, 두피강장
- 사용상 주의 : 임신초기는 피할 것, 농도가 진하면 구토, 두통을 유발할 수 있으므로 사용량을 지킬 것.

일랑일랑은 달콤하고 우아한 향으로 '꽃 중의 꽃'이라고 불립니다. 인도네시아에서는 신혼부부의 침상에 이 꽃을 놓는 풍습이 있으며 최음 작용이 있습니다. 또 아드레날린의 분비를 억제해 날카로운 신경을 완화해줍니다. 암에 대한 불안, 공포, 쇼크나 패닉 상태일 때, 마음을 평안하게 하는 작용이 있습니다. 그러나 취향에 따라 호불호가 나뉘는 향입니다.

(17) 사이프러스

- 학명 : Cupressus sempervirens
- 과목 : 측백나무과(Cupressaceae)

산지 : 프랑스, 독일
추출법/부위 : 수증기증류법/꽃과 열매
작용 : 진정, 이뇨, 수림, 진경, 순환기계 강장, 체액 밸런스 조정, 기침 억제, 땀 분비 억제
사용상 주의 : 임신 중에는 사용 금지.

사이프러스는 남성이 좋아하는 삼림의 스파이시한 향입니다. 자율신경을 안정시키고 진정효과 외에 체액의 균형을 이루게 하고 이뇨작용이 있으며, 부종이나 치질, 전립선염 등 울혈에도 효과가 있습니다. 사이프러스는 일본의 노송나무와 같은 과로 마음의 안정을 얻고 싶을 때 즐겨 사용할 수 있으며, 프랑스 남부에서는 사이프러스 나무가 있는 집은 '복이 있다'는 말이 전해져 내려올 정도로 잘 알려져 있습니다.

(18) 바질
학명 : Ocimum basilicum
과목 : 꽃풀과(Labiatae)
산지 : 프랑스, 시실리 반도, 북아프리카
추출법/부위 : 수증기증류법/잎
작용 : 항우울, 진정, 신경강장, 집중력 강화, 두뇌 활성화, 신체강장, 진경, 자극, 건위, 소화촉진
사용상 주의 : 임신 중이나 민감성 피부인 사람은 사용하지 말 것. 자극이 강하므로 다른 에센셜 오일과 블렌딩하여 사용량을 지킬 것.

바질은 달콤한 허브향입니다. 인도가 원산지로 인도에서는 '성스러운 식물'로 알려져 있습니다. 자율신경을 조정하고 집중력을 높여줌

니다. 마음이 가라앉아 있을 때, 활력을 줌과 동시에 신체도 강하게 해줍니다. 위장의 상태가 좋지 않을 때나 통풍, 근육경련도 완화하는 작용이 있습니다. 이탈리아에서는 요리에 사용되는 허브입니다.

(19) 샌달우드

학명 : Santalum album
과목 : 백단(Santalaceae)
산지 : 인도
추출법/부위 : 수증기 증류법/나무 부위
작용 : 진정, 최음, 이뇨, 항균, 항염증, 미백, 지사, 진해, 거담

샌달우드는 깊이 있는 달콤한 향입니다. 고대로부터 동양의 종교적 명상에 사용되고 있습니다. 번뇌나 불안을 해소하고 심신의 조화를 이루면서 마음의 안정을 꾀합니다. 신체의 노폐물인 소변이나 가래를 몸 밖으로 배출하고 신체를 정화합니다. 다른 에센셜 오일과 블렌딩하여도 잘 어울리며 소량을 첨가하는 것만으로도 다른 에센셜 오일의 증발을 늦추어 향을 지속시키는 작용이 있습니다.

(20) 스위트오렌지

학명 : Citrus aurantium
과목 : 운향과(Rutaceae)
산지 : 프랑스, 모로코 등
추출법/부위 : 압축법/과일 껍질
작용 : 항우울, 진정, 진경, 신체강장, 건위, 소화촉진
사용상 주의 : 낮은 농도로 사용할 것. 자극적이므로 다른 오일과 희석해서 사

용해도 좋으며, 다른 에센셜 오일은 한두 방울 정도의 양이면 적합합니다.

달콤하고 상쾌한 스위트오렌지 향은 누구나 좋아하는 향 중 하나입니다. 마음이 어두울 때, 활력을 찾고 싶을 때, 행복한 기분을 가져다줍니다. 또 소화기계통에 작용하므로 위장이 좋지 않을 때에도 사용합니다.

(21) 주니퍼베리

학명 : Juniperus communis
과목 : 측백나무과(Cupressaceae)
산지 : 프랑스, 이탈리아, 캐나다.
추출법/부위 : 수증기증류법/열매
작용 : 이뇨, 진경, 신경강장, 순환기계 강장, 항균, 소독, 수렴(수축) 작용, 해독
사용상 주의: 작용이 강하므로 장기간 및 다량 사용을 피할 것. 임신 중에는 사용 금지. 간, 위장 장애가 있을 때에는 사용하지 말 것.

리큐르 진의 풍미를 돋우는 데 사용되는 상쾌한 향입니다. 마음이 약해지고 지칠 때, 상쾌한 기분이 들게 합니다. 체내의 분비물을 배출하는 이뇨작용과 신체의 독소나 노폐물을 체외로 배출하는 작용이 있습니다. 류마티스니 일코올 중독, 통풍, 방광염에도 효과가 있습니다. 측백나무과의 식물이 갖는 정화작용으로 우리의 신체를 정화하는 작용이 있습니다.

(22) 로즈

학명: Rosa damascena/Rosa gallica/Rosa centifolia
과목: 장미과(Rosaceae)
산지: 불가리아, 모로코, 터키, 프랑스
추출법/부위: 수증기증류법 및 냉침법/꽃
작용: 항우울, 최음, 자궁강장, 신경강장, 호흡기계 강장, 순환기계 강장, 통경, 변비 개선, 간장 강화, 건위, 항염증, 피부미용, 불감증 개선
사용상 주의 : 임신 중에는 사용 금지

로즈는 달콤하고 우아하며 숭고한 향입니다. '에센셜 오일의 여왕'이라 불릴 정도로 귀합니다. 여성의 마음의 안정이나 자궁강장을 도와주고 내분비계를 안정시켜줍니다. 또한 암으로 인해 생기는 불안, 스트레스, 슬픔을 완화해줍니다. 이는 로즈 향이 시상하부를 자극하고 호르몬의 밸런스를 이룸과 동시에 긴장을 완화시키고 행복감을 부여하기 때문입니다.

(23) 레몬

학명: Citrus limon
과목: 운향과(Rutaceae)
산지: 이탈리아 남유럽
추출법/부위: 압축법/과일 껍질
작용: 항우울, 신경강장, 두뇌 활성화, 항균, 소독, 구토 억제, 식욕증진, 건위, 혈액 정화, 해열, 자극, 간장 강장.
사용상 주의: 피부에 바른 후 12시간 이내에 햇빛에 노출되면 염증을 일으킬 수 있으므로 주의. 또 자극이 있으므로 낮은 농도로 다른 에센셜 오일과 블렌딩하여 희석해서 사용.

레몬은 매우 상쾌한 향기로 중추신경에 작용하여 기억력을 높이고 활력을 줍니다. 또 소화기계나 혈액을 정화해줍니다.

(24) 펜넬
학명: Foeniculum vulgare
과목: 산형과(Umbeliterae)
산지: 프랑스, 지중해지방
추출법/부위: 수증기 증류법/씨앗
작용: 신경강장, 건위, 간장강장, 신장강장, 비장강장, 해독, 소화촉진, 이뇨, 구토 억제, 진경, 장내 가스 배출.
사용상 주의: 강력하게 작용하므로 사용량을 지킬 것. 또 다른 에센셜 오일과 섞어서 희석해서 사용할 것. 자궁암, 유방암, 전립선암이나 호르몬 요법을 하고 있는 사람은 사용하지 말 것.

펜넬은 스파이시한 달콤한 향이 납니다. 자율신경의 밸런스를 조절하는 역할과 동시에 신체 내부를 정화해주는 작용이 있습니다. 여성 호르몬 에스트로겐과 닮은 성분인 아네톨을 포함하고 있습니다.

(25) 그레이프후르츠
학명 : Citrus paradisi
과목 : 운향과(Rutaceae)
산지 : 미국, 브라질, 이스라엘
추출법/부위 : 압축법/과일 껍질
작용 : 항우울, 신경강장, 순환기계 강장, 이뇨, 식욕증진, 간장강장, 체액 밸런스 조정.
사용상 주의 : 감귤계 에센셜 오일이 갖는 특성상 사용 후 12시간 이내에는 빛에

노출시키면 염증을 유발할 수 있으므로 주의. 자극이 있으므로 낮은 농도를 지키고 다른 에센셜 오일과 블렌딩해서 사용.

그레이프후르츠는 레몬과 오렌지 향과 비슷하며 상쾌합니다. 마음이 스트레스로 가라앉아 있을 때, 중추신경계의 균형을 잡아주어 생기가 나게 해줍니다. 또 내장, 특히 간이나 위장 기능을 높이고 체액이나 림프계의 조화를 이루게 하며 이뇨작용도 있습니다.

(26) 티트리

학명 : Melaleuca alternifolia
과목 : 도금양과(Myrteceae)
산지 : 호주
추출법/부위 : 수증기 증류법/잎
작용 : 항우울, 항신경쇠약, 항균, 항진균, 소독, 항바이러스, 자극, 면역력 강화. 진해
사용상 주의 : 민감성 피부인 사람은 낮은 농도로 사용할 것

티트리는 떫은맛의 나무향이 납니다. 기분이 우울할 때 회복을 도와주며, 마음을 안정시키는 작용이 있습니다. 호주의 민간 상비약으로서 살균, 항균, 소독에도 탁월합니다.

(27) 레몬그라스

학명 : Cymbopogon citratus
과목 : 벼과(Gramineae)

산지 : 인도, 동남아시아
추출법/부위: 수증기증류법/잎, 줄기
작용 : 신경계 강장, 순환기계 강장, 체액 밸런스 조정, 항균, 수렴, 방충.
사용상 주의 : 자극이 강하므로 사용량을 지킬 것. 점막에는 사용 금지.

레몬그라스는 벼과의 식물이지만 레몬과 닮은 달콤한 향이 납니다. 시트랄이 주성분으로 항균이나 체액의 밸런스를 유지시켜 줍니다. 또한 정신적으로 지쳐있을 때 집중력을 높여주고, 쾌적한 기분으로 만들어 줍니다. 혈관 벽을 강화하고 정맥류 등을 방지하고 멍을 가시게 하는 역할도 합니다.

(28) 벤조인
학명: Sytrax benzoin
과목: 때죽나무과(Styraceae)
산지: 말레이시아, 자바, 포르투갈
추출법/부위: 용제 추출법/나무껍질
작용: 항우울, 항스트레스, 신경강장, 호흡기계 강장, 거담, 항천식, 수면촉진
사용상 주의 : 없음

벤조인은 바닐라와 비슷한 향이 납니다. 우울한 마음을 치유해주고 스트레스를 완화해줍니다. 또한 호흡기계 장애나 천식, 기관지염 등에도 효과가 있습니다.

(29) 파인
학명: Pinus Pinaster

과목: 소나무(Pinaceae)
산지: 스칸디나비아, 러시아, 이탈리아, 프랑스 등
추출법/부위: 잎, 나무껍질
작용: 항우울, 신경계 강장, 항스트레스, 진통, 호흡기 강장, 비뇨기계 강장, 항균, 항바이러스
사용상 주의: 임신 중, 간질병인 사람은 사용 금지. 종류에 따라서는 자극이 강한 것이 있으므로 확인 요망.

파인은 소나무과의 에센셜 오일로 숲 속의 신선한 향입니다. 피넨을 포함하고 있어서 항균과 심신의 피로를 풀어주고 생기를 주는 효과가 있습니다. 항스트레스 작용과 면역력을 높이는 작용도 있습니다. 또 호흡기계 강화작용이 있고 감기나 독감에도 효과적입니다. 비뇨기계의 밸런스도 조정해 줍니다. 관절의 통증에는 주니퍼 베리와 섞어서 사용하면 진동이나 림프액의 흐름을 개선해 줍니다.

(30) 미르(몰약)

학명 : Commiphora myrrha
과목 : 감람과(Burseraceae)
산지 : 북아프리카, 아라비아 반도
추출법/부위 : 수증기증류법/껍질, 가지
작용 : 항우울, 신경계 강장, 항스트레스, 항균, 소독, 피부미용, 구취 예방, 항염증.
사용상 주의 : 임신 중에는 사용 금지.

미르는 고대 이집트에서 항균, 방부제로 사용되기도 하고 종교적인 의식이나 명상에 사용하기도 했습니다. 예수 그리스도 탄생 시의 선물이기도 했던 고가의 향료로 유향과 함께 성서에 몇 번이나

등장합니다. 짓무름, 욕창 등을 완화하고, 치주염이나 구취예방 이외에 소독이나 항균작용도 있어 몸을 정화하고 맑게 하는 에센셜 오일입니다. 또한 무기력해지거나 절망감을 느낄 때 불안한 마음을 안정시켜 원기를 회복해줍니다. 스트레스를 완화하고 면역력을 높이는 역할이 있습니다.

(31) 블랙페퍼
학명 : Piper nigrum
과목 : 후추과(Piperaceae)
산지 : 말레이시아, 인도, 동남아시아
추출법/부위 : 수증기 증류법/열매
작용 : 진통, 진경, 최음, 신경계 강장, 식욕증진, 고창(장내에 가스가 차서 배가 부른 증세-역자 주) 완화, 지방 소화촉진, 항균, 방부
사용상 주의: 자극성이 있으므로 저농도 사용 또는 다른 에센셜 오일과 블렌딩 하거나 희석해서 사용할 것.

블랙페퍼는 스파이시한 향기가 납니다. 요리의 향신료로도 잘 알려져 있습니다. 이것은 소화액 분비를 촉진하고 과식했을 때 편하게 해주는 역할도 합니다. 유럽에서는 최음성이 높은 향신료로 요리에도 사용하며 또한 정신력을 강화하는 작용도 있다고 알려져 있습니다.

(32) 팔마로사(인디안 제라늄)
학명 : Cymbopogon martini
과목 : 벼과(Gramineae)

산지 : 인도, 마다가스카르, 세시엘 제도
추출법/부위 : 수증기 증류법/잎
작용 : 항바이러스, 진정, 항우울, 관절 근육 이완, 체액 순환촉진, 해열, 소화기계 강장, 피부미용
사용상 주의 : 없음

상쾌하고 달콤한 향입니다. 마음이 어두울 때 마음을 밝게 하고 안정시켜 줍니다. 또 위장을 튼튼하게 하며 아름다운 피부를 지켜 줍니다.

(33) 진저(생강)

학명 : Zingiber officinale
과목 : 생강과(Zingiberaceae)
산지 : 아시아를 포함하는 열대지방
추출법/부위 : 수증기증류법/뿌리
작용 : 활력증진, 항균, 체액조정, 해열, 감기 예방, 구토증 방지, 최음, 신경강장, 소화촉진, 발한, 혈중콜레스테롤 저하, 진통, 변비예방, 장내 가스 배출.
사용상 주의 : 없음

생강의 시원한 향은 정신적으로 피곤할 때 원기를 줍니다. 숙취나 구토를 멈추게 하며 소화촉진, 최음 작용이 있으며, 몸을 따뜻하게 하여 감기예방에도 좋습니다.

(34) 정향

학명 : Eugenia caryophyllala
과목 : 도금양과(Myrtaceae)
산지 : 인도네시아 등 동남아시아
추출법/부위 : 수증기 증류법/꽃봉오리
작용 : 항우울, 항균, 방부, 구취예방, 건위, 장내 가스배출, 진통
사용상 주의 : 자극이 강하므로 마사지용으로는 사용 금지.

정향은 한약 처방과 카레의 향신료에도 들어갑니다. 허브 요리에 사용하기도 하며 체내 소화기계의 강장에도 좋고 구취예방도 됩니다.

저자 후기 ──────

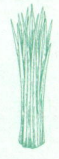

　아로마테라피는 병 치료를 위한 요법으로 사용될 뿐만이 아니라 최근에는 미용업계에서도 미용과 건강유지를 위한 방법으로 아로마테라피가 붐을 이루고 있습니다.
　저는 이 책을 통해서 아로마테라피란 원래 서양의학인 허브요법의 하나로서 오랜 역사를 갖고 있으며, 부드러운 효능과 자연치유력을 높이는 요법이라는 이야기를 할 수 있어 정말 기쁩니다.
　새삼스럽지만 저는 병과 대자연의 관계에 대해서 생각해보고 싶었습니다.
　요즘 사회문제가 되고 있는 환경호르몬이나 다이옥신의 폐해는 원래 인간이 만든 화학물질로 이루어진 제품사용에 의해서 바다나 강, 자연을 오염시킨 결과입니다.

암을 유발하는 물질의 대부분이 우리들이 인공적으로 만들어낸 것에서 생겨났습니다.

일설에 의하면 모든 암의 70%~90%는 그러한 인공적인 환경의 화학적 요인으로 발생한다고 합니다.

유명한 발암성 물질인 벤젠이나 아스베스토(asbestos) 등 어느 것이나 근대 산업혁명 이후의 산물입니다.

그러나 이러한 환경 속에서조차 우리를 에워싼 자연의 식물들은 침묵한 채로 우리와 함께 이 지구상에 공존하고, 아름다운 꽃을 피우며 좋은 향으로 여전히 우리를 지켜주고 있습니다.

그리고 현대의학에서 이용하고 있는 화학약제의 즉효성과 부작용이라는 양면성을 보완하는 형태, 즉 아로마테라피라는 형태로 우리에게 은혜를 베풀고 있습니다.

암의 원인은 본서에서도 기록했듯이 유전자 요인(원래 암이 되기 쉬운 인자를 갖고 있는)이나 환경적 요인(물이나 대기의 화학물질 오염) 외에 이것을 유발하는 스트레스에 의한 면역력 저하라고 말합니다.

유전자 요인은 현재 유전자 연구에 의한 DNA의 분석으로, 예를 들면 집안 내력이 어떤 종류의 암에 걸리기 쉬운 체질이라는 것이 밝혀지면 전문 주치의에게 정기적으로 검사를 받아 암에 걸리기 전에 조기치료를 하여 문제를 신속하게 해결할 수 있을 것입니다.

다만 환경적 요인인 근대의 공업발전에 의한 화학물질 오염에 관해서는 우리들 개인이 화학물질의 무서움을 인식하여 바다나 강, 자연이 오염되지 않도록 노력해야 하겠습니다. 그리고 생태학적인 생산과정을 귀하게 여기는 회사의 제품을 자발적으로 선택하여 구입하는 것도 하나의 방법일 것입니다.

발암 물질을 포함하여 색소 첨가물이나 보존료를 많이 넣은 식품을 쉽게 섭취하는 일은 피해야겠습니다. 물론 잔류 농약이 있는 식품도 우리의 몸을 상하게 하는 발암성 물질입니다.

문명 발달에 의해 수명이 연장되었다고 해도 우리의 신체가 인간이 만들어낸 화학물질에 의해 침식당해 병상에 눕게 된다면 과연 무엇을 위한 공업화겠습니까?

지금 세상은 과학의 진보에 따른 물질적 풍요와 편리 속에 있습니다. 생활의 질도 예전과 비교하면 많은 부분 향상했습니다.

그러나 그것이 정말 우리 한사람 한사람의 행복을 생각한 과학 발전이었을까요?

인간의 행복은 건강한 신체와 정신을 유지할 수 있는 환경 속에서 한 사람 한사람의 개인이 각각의 개성을 꽃 피우며 살아가는 상태를 이르는 것이라고 생각합니다.

우리는 지금의 환경을 만든 가해자인 동시에 피해자이기 때문에 지금의 환경을 이제부터라도 바꾸어가야 합니다.

발암성 물질을 포함한 제품을 인체에 받아들이지 않는 것은 우리 자신의 신체를 지킴과 동시에 그 제품을 암묵적으로 구입하지 않는 것에 연결됩니다. 환경 파괴 방지를 위한 하나의 수단이 되는 것입니다.

저는 약사의 입장에서 이러한 화학오염으로부터 우리의 신체가 대자연 속의 생물로서 다른 생물과 마찬가지로 오염되어있다는 것에 대해 강하게 저항하고 싶습니다.

만약 우리가 병이 들어 혼자 병상에 누워있다고 해도 이 지구상에서 숨 쉬며 살고 있는 한 대자연은 말없이 우리를 계속 사랑해줄 것입니다.

인간이 근대사회 속에서 인공적으로 파괴하고 오염시킨 자연 환경, 그 중에서도 강인하게 살아가는 자연의 풀과 나무들은 묵묵히 우리 인간을 계속 치유해줄 것입니다.

우리는 암이라는 병과의 만남에 의해 우리의 바깥세상을 둘러싼 자연환경의 움직임이나 인공적으로 만들어진 화학물질을 적극적으로 제거하는 것에 눈 뜰 수 있었습니다. 그리고 쉽게 망각하곤 했던 대자연과의 연결도 다시금 실감할 수 있는 기회를 갖는 축복을 받았습니다.

암의 요인인 스트레스에 의한 면역력 저하에 대해서도 여기에서 정리해보고 싶습니다.

스트레스가 면역력을 저하시켜 암세포가 생겼을 때, 그것을 공격하는 내추럴 킬러(NK) 세포가 줄어들게 한다는 것은 책에서 이미 언급한 대로입니다.

그리고 이 스트레스를 해소하기 위해서 사람은 여유롭고 평화로운 시간을 갖는 것이 중요합니다.

예를 들어 암에 걸려 치료한 후의 재발 가능성 여부는 어디까지나 그 사람의 자연치유력을 얼마나 드러낼 수 있는가에 달려있습니다.

아로마테라피는 우리가 대자연과 연결되는 요법입니다. 대자연에 있는 생명의 호흡을 자신의 체내에 받아들이는 것은 적극적으로 자신의 몸과 마음속에 대자연의 풀과 꽃, 나무의 생명력, 치유력을 받아들이는 것이 됩니다.

푸른 하늘, 바다, 초목 모두가 지금 우리와 함께 이 지구상에 존재하고 있습니다.

그 중에 가장 가까운 나무와 꽃과 풀은 허브나 에센셜 오일의 형태로 언제라도 우리를 치유하기 위해 곁에 있어줍니다.

우리 인간이 몸이나 마음이 아플 때, 그들에게 적극적으로 도움을 구하고 손을 뻗어 몸 안에 받아들여 동화하고 효력을 받아 치유될 수 있다는 것이 얼마나 운이 좋은 일인가요?

물론 이때 아로마테라피 마사지를 행하는 간호사가 그 식물에게 감사의 마음을 지니고 있다면 더욱 더 멋진, 눈에 보이지 않는 효과를 체험할 것입니다.

'고맙다'는 감사의 마음은 눈에는 보이지 않지만 사람과 사람, 자연과 사람을 연결하는 아름다운 마음으로부터 솟아오르는 '사랑'이기 때문입니다.

또 아로마테라피의 에센셜 오일을 만들기 위해서는 많은 꽃과 풀들이 필요합니다. 라벤더 에센셜 오일 하나만 예를 들어도 1kg의 에센셜 오일을 추출하기 위해 200kg의 꽃이 베어집니다. 이 귀중한 '사랑'을 소중히 하고 싶습니다.

저는 아로마테라피라는 향기요법을 통해서 여러분과 함께 이 지구상에 아름다운 세상을 만들고 함께 건강하고 행복한 삶을 만들고 싶습니다. 여러분도 마음속에 아로마테라피 에센셜 오일의 향기가 꽃을 피웠나요? 우리가 마음속으로 그린 세계가 주위 환경을 서서히 변화하게 만듭니다. 이 책을 손에 든 여러분은 마음까지 암에 걸리지는 않으셨을 것입니다.

마음속까지 암에 걸리지 않았다면, 저는 마음과 몸은 밀접하게 연결되어 있기 때문에 반드시 몸도 건강한 상태로 되리라 생각합니다.

   그 자연치유력을 이끌어내는 역할을 하는 것이 이 책의 목적입니다. 여러분, 본서를 마지막까지 읽어주셔서 정말 감사합니다.

본서의 집필에 감수를 맡아주시고 여러 가지 조언을 해주신 9단 클리닉의 아베 히로유키 원장님. 또 추천문을 써주신 약학대학 은사이신 이시카와 노부오 선생님께 깊은 감사의 말씀을 올립니다. 또 도와주신 리용사 시모무라 편집장, 사쿠라이 세이코씨, 늘 위로해 주신 키쿠치 기획의 키쿠치 기카쿠 사장님께 감사드립니다.

   그리고 제 천직과 사는 방식을 이해해 주시고 지원해 주신 주변 분들과 암 환자 여러분께 깊은 감사의 말씀을 올립니다.

하세가와 노리코